DIETA CARB CYCLING 2025

Com 110 Receitas Deliciosas e Balanceadas para cada fase, controle de Peso e acompanhamento de Progresso, Dicas para se manter Motivado e obter Resultados Duradouros

KLARLOCK

ISENÇÃO DE RESPONSABILIDADE

Observe que o conteúdo deste livro é baseado na experiência pessoal e em diversas fontes de informação. Este livro tem como objetivo fornecer material útil e informativo sobre os temas abordados na publicação. Ele é vendido com o entendimento de que o autor e o editor não estão envolvidos na prestação de quaisquer serviços médicos, de saúde ou outros serviços profissionais pessoais no livro. O leitor deve consultar seu médico, profissional de saúde ou outro profissional competente antes de adotar qualquer sugestão deste livro ou tirar qualquer conclusão. O autor e o editor isentam-se expressamente de qualquer responsabilidade, perda ou risco, pessoal ou não, decorrente, direta ou indiretamente, do uso e aplicação de qualquer conteúdo deste livro.

OBSERVAÇÃO

No contexto deste livro, quando nos referimos a "uma xícara" como unidade de medida de ingredientes, queremos dizer usar uma xícara de cozinha padrão com capacidade de aproximadamente 2 mililitros. É essencial usar um copo medidor para obter as quantidades certas de ingredientes. Se não tiver copo medidor, pode usar um copo medidor graduado, certificando-se de que corresponde corretamente às proporções indicadas. Aqui estão alguns exemplos 1 Xícara de farinha 100 gr. 1 xícara de arroz 200 gr. 1 Xícara de Quinoa 200 g, Recomenda-se nivelar os ingredientes secos na xícara com uma espátula ou lâmina de faca para obter uma medida precisa. Para ingredientes líquidos recomenda-se encher o copo até a borda, sem apertar ou deixar espaços.

RECEITAS PRIMEIROS PRATOS

RECEITAS SEGUNDO PRATOS

RECEITAS LATERAL

INTRODUÇÃO À DIETA DE CARB CYCLING

A dieta de carb cycling é uma abordagem dietética baseada na ciclagem de ingestão de carboidratos. Simplificando, você alterna dias com alto teor de carboidratos (dias com alto teor de carboidratos) com dias com baixo teor de carboidratos (dias com baixo teor de carboidratos).

Por que seguir uma dieta de carb cycling?

Perder peso: A dieta de carb cycling pode ajudá-lo a queimar gordura e perder peso com eficiência.

Melhorar a composição corporal: Aumentar a massa muscular e reduzir a massa gorda. Aumentar o desempenho atlético: Fornece energia ao corpo durante treinos intensos.

Melhorar a saúde metabólica: Regular os níveis de açúcar no sangue e colesterol.

Como funciona a dieta de carb cycling?

Existem várias maneiras de seguir uma dieta de ciclagem de carboidratos. O método mais comum é alternar dias com alto teor de carboidratos e dias com baixo teor de carboidratos.

Dias ricos em carboidratos:

Hoje em dia, você ingere de 4 a 6 gramas de carboidratos por kg de peso corporal.

As fontes recomendadas de carboidratos incluem grãos integrais, frutas, vegetais e legumes.

Dias com baixo teor de carboidratos:

Hoje em dia, você ingere de 0,5 a 2 gramas de carboidratos por kg de peso corporal.

As fontes recomendadas de carboidratos incluem vegetais e nozes com baixo teor de carboidratos.

É importante notar que a dieta de ciclagem de carboidratos não é uma dieta cetogênica.

A dieta cetogênica envolve o consumo de carboidratos muito baixos (menos de 50 gramas por dia) por um longo período de tempo.

A quem se destina a dieta de ciclagem de carboidratos?

A dieta de ciclagem de carboidratos é voltada para pessoas que: Querem perder peso

Melhore sua composição corporal

Aumente seu desempenho atlético

Melhore sua saúde metabólica

A dieta de ciclagem de carboidratos não é recomendada para pessoas com:

Diabetes tipo 1 Distúrbios alimentares

Algumas condições médicas

Antes de iniciar uma dieta de ciclagem de carboidratos, é importante consultar um médico ou nutricionista.

HISTÓRIA DA DIETA CARB CYCLING

A dieta de carb cycling não é um conceito novo. Os primeiros vestígios desta abordagem dietética podem ser encontrados já na década de 1970, quando o fisiculturista Dan Duchaine começou a experimentar períodos alternados de alto e baixo teor de carboidratos para melhorar sua composição corporal.

Na década de 1990, a dieta de ciclagem de carboidratos tornou-se mais popular graças ao trabalho de outros fisiculturistas e nutricionistas, incluindo Lyle McDonald e Chris Shugart. Esses especialistas propuseram diferentes modelos de ciclagem de carboidratos, adaptando-os às necessidades individuais e aos objetivos específicos.

Nos últimos anos, a dieta de ciclagem de carboidratos ganhou mais atenção devido ao seu potencial para melhorar o desempenho atlético e a saúde metabólica. De facto, vários estudos científicos demonstraram que esta abordagem dietética pode ser eficaz para:

Queimar gordura

Aumentar a massa muscular

Melhorar a sensibilidade à insulina

Reduzir o risco de doenças cardiovasculares

Hoje, a dieta de ciclagem de carboidratos é usada por pessoas de todas as idades e com diversos níveis de experiência atlética. É uma abordagem dietética flexível e personalizável que pode ser adaptada às necessidades e estilos de vida individuais.

A dieta de ciclagem de carboidratos continua a evoluir e a ser objeto de novos estudos científicos. É uma abordagem dietética promissora que pode ser útil para atingir vários objetivos de saúde e boa forma.

O QUE É DIETA DE CARB CYCLING

A Dieta Carb Cycling é uma abordagem nutricional que envolve mudanças planejadas na ingestão de carboidratos durante a semana. Em vez de consumir a mesma quantidade de carboidratos todos os dias, como na dieta tradicional, a dieta do ciclo de carboidratos alterna dias com alto teor de carboidratos e dias com baixo teor de carboidratos. O principal objetivo da dieta de ciclagem de carboidratos é otimizar o metabolismo, melhorar a composição corporal (reduzindo a gordura corporal e aumentando a massa magra) e regular os níveis de energia. Durante os dias com alto teor de carboidratos, você promove energia e desempenho físico, enquanto durante os dias com baixo teor de carboidratos você estimula o corpo a queimar gordura para obter energia.

Esta dieta pode ser adequada para vários objetivos, como perda de peso, melhoria do desempenho atlético ou construção muscular, e pode ser adaptada com base nas necessidades individuais e nos objetivos específicos. É importante planear cuidadosamente os seus ciclos de hidratos de carbono e equilibrar a ingestão total de calorias para garantir resultados óptimos e sustentáveis a longo prazo.

BENEFÍCIOS DA DIETA CARB CYCLING

A dieta de ciclagem de carboidratos é uma abordagem alimentar que está ganhando cada vez mais popularidade devido aos seus potenciais benefícios à saúde e ao bem-estar. Vejamos algumas das principais vantagens que você pode experimentar ao seguir este método:

1. Como perder peso e reduzir a gordura corporal:

Aumento do metabolismo: Alternar dias com alto e baixo teor de carboidratos pode ajudar a manter o metabolismo ativo, estimulando a queima de gordura como fonte de energia.

Melhor gerenciamento da insulina: Dias com baixo teor de carboidratos podem ajudar a melhorar a sensibilidade à insulina, o hormônio que regula a entrada de glicose (açúcar) nas células. Isso pode levar a uma redução no acúmulo de gordura corporal.

Preservação da massa muscular: Os dias ricos em carboidratos fornecem ao corpo a glicose necessária para abastecer os músculos, evitando sua quebra durante a perda de peso.

2. Melhor composição corporal:

Aumento da massa muscular: Combinados com o treinamento de força, os dias ricos em carboidratos fornecem ao corpo a energia e os nutrientes necessários para a síntese de proteínas e o crescimento muscular.

Redução da massa gorda: Como já mencionado, a dieta do ciclo de carboidratos pode promover a queima de gordura graças à alternância de dias com diferentes níveis de carboidratos.

3. Melhor desempenho atlético:

Melhor gerenciamento de energia: A dieta de ciclagem de carboidratos pode ajudar a fornecer energia de forma direcionada.

Dias com alto teor de carboidratos antes do treino ou competição permitem que você "carregue" os músculos com glicogênio (a forma armazenada de glicose), enquanto dias com baixo teor de carboidratos podem melhorar a capacidade do corpo de usar gordura como combustível durante atividades físicas prolongadas.

Redução da fadiga: A disponibilidade de carboidratos antes e durante o treino pode ajudar a retardar o aparecimento da fadiga, melhorando a resistência e o desempenho físico.

4. Potenciais benefícios metabólicos para a saúde:

Melhor sensibilidade à insulina: Como mencionado acima, a dieta de ciclagem de carboidratos pode ajudar a melhorar a sensibilidade à insulina, promovendo um melhor controle da glicemia (níveis de açúcar no sangue).

Risco reduzido de doenças cardiovasculares: Alguns estudos indicam que a dieta de ciclagem de carboidratos, quando combinada com uma dieta saudável, pode ajudar a reduzir os fatores de risco para doenças cardiovasculares, como colesterol elevado e hipertensão.

É importante ressaltar que os benefícios da dieta cíclica de carboidratos podem variar dependendo de diversos fatores, como idade, sexo, nível de atividade física e objetivos individuais. Consultar um médico ou nutricionista antes de iniciar qualquer dieta, incluindo a ciclagem de carboidratos, é essencial para personalizar a abordagem e avaliar se ela é adequada às suas necessidades. Além disso, é importante ter em mente que a dieta de ciclagem de carboidratos requer alguma disciplina e planejamento. Deve ser acompanhada por uma alimentação saudável e variada, rica em fruta, vegetais, cereais integrais, proteínas de qualidade e gorduras saudáveis.

CONCEITOS BÁSICOS SOBRE DA DIETA DE CARBOIDRATOS CÍCLICOS

A dieta cíclica de carboidratos, ou ciclagem de carboidratos, é uma abordagem dietética baseada em períodos alternados com níveis altos e baixos de ingestão de carboidratos. O objetivo é aproveitar os diferentes efeitos que os carboidratos têm no corpo para obter benefícios específicos, como perda de peso, aumento de massa muscular ou melhoria do desempenho atlético.

Aqui estão alguns conceitos-chave que você deve entender para começar com a dieta de ciclagem de carboidratos:

1. Ciclagem de carboidratos: A dieta de ciclagem de carboidratos é baseada em ciclos de duração variável (de alguns dias a várias semanas), que incluem: Dias ricos em carboidratos (HC): em que são consumidas grandes quantidades de carboidratos (4-6 gramas por kg de peso corporal).

Dias com baixo teor de carboidratos (LC): nos quais são consumidas quantidades reduzidas de carboidratos (0,5-2 gramas por kg de peso corporal).

Dias moderados de carboidratos (MC): com ingestão moderada de carboidratos (2-3 gramas por kg de peso corporal).

A frequência e a duração destes ciclos dependem dos objetivos individuais, do nível de atividade física e da resposta do corpo.

2. Tipos de carboidratos:

Nem todos os carboidratos são iguais. A escolha de fontes de carboidratos de alta qualidade é fundamental para obter os melhores resultados da dieta de ciclagem de carboidratos.

Carboidratos complexos: como grãos integrais, frutas, verduras e legumes, fornecem fibras, vitaminas e minerais importantes para a saúde. Carboidratos simples: como açúcares refinados e farinhas brancas, devem ser limitados, pois podem causar picos de açúcar no sangue e promover o acúmulo de gordura corporal. 3. Macronutrientes e Calorias:

Além dos carboidratos, é importante considerar a ingestão de proteínas e gorduras na dieta do ciclo de carboidratos.

Gorduras: que ajudam a regular os hormônios. Comer gorduras saudáveis, como as encontradas em abacates, peixes oleosos e nozes, é essencial para a saúde.

O equilíbrio calórico geral (calorias ingeridas versus calorias queimadas) continua sendo um fator chave na perda de peso ou na manutenção do peso desejado.

4. Personalização:

A dieta de ciclagem de carboidratos não é uma abordagem "tamanho único". É importante adaptá-lo às suas necessidades individuais, considerando:

Objetivos: perda de peso, aumento da massa muscular, melhoria do desempenho atlético. Nível de atividade física:

sedentário, moderado, intenso. Resposta Corporal: Monitore seu progresso e como seu corpo reage aos diferentes ciclos de carboidratos.

5. Planejamento e acompanhamento: Para aproveitar ao máximo a dieta de ciclagem de carboidratos, é importante planejar suas refeições e acompanhar seu progresso. Planeje suas refeições: com base em seus ciclos de carboidratos e em suas necessidades calóricas. Monitore seu progresso: pese-se, meça a circunferência da cintura e anote seus sentimentos. Consultar um médico ou nutricionista pode ser útil para receber uma avaliação personalizada e desenvolver um plano de dieta de ciclagem de carboidratos seguro e eficaz. Além disso, é importante lembrar que a dieta de ciclagem de carboidratos não é uma solução mágica. Requer comprometimento, disciplina e uma alimentação saudável para alcançar resultados duradouros.

COMO FUNCIONA A DIETA DE CARBOIDRATO CÍCLICO

A dieta cíclica de carboidratos, ou ciclagem de carboidratos, é baseada em períodos alternados com altos e baixos níveis de ingestão de carboidratos. O objetivo é aproveitar os diferentes efeitos que os carboidratos têm no corpo para obter benefícios específicos, como perda de peso, aumento de massa muscular ou melhoria do desempenho atlético.

Aqui estão os princípios-chave da dieta de ciclagem de carboidratos:

1. Ciclagem de carboidratos:

A dieta de ciclagem de carboidratos é baseada em ciclos de duração variável (de alguns dias a várias semanas), que incluem:

Dias ricos em carboidratos (HC): em que são consumidas grandes quantidades de carboidratos (4-6 gramas por kg de peso corporal).

Dias com baixo teor de carboidratos (LC): nos quais são consumidas quantidades reduzidas de carboidratos (0,5-2 gramas por kg de peso corporal).

Dias moderados de carboidratos (MC): com ingestão moderada de carboidratos (2-3 gramas por kg de peso corporal).

A frequência e a duração destes ciclos dependem dos objetivos individuais, do nível de atividade física e da resposta do corpo.

2. Tipos de carboidratos:

Nem todos os carboidratos são iguais. A escolha de fontes de carboidratos de alta qualidade é fundamental para obter os melhores resultados da dieta de ciclagem de carboidratos. Carboidratos complexos: como grãos integrais, frutas, verduras e legumes, fornecem fibras, vitaminas e minerais importantes para a saúde. Carboidratos simples: como açúcares refinados e farinhas brancas, devem ser limitados, pois podem causar picos de açúcar no sangue e promover o acúmulo de gordura corporal.

3. Macronutrientes e Calorias:

Além dos carboidratos, é importante considerar a ingestão de proteínas e gorduras na dieta do ciclo de carboidratos. A ingestão diária recomendada é de 1,5-2 gramas por kg de peso corporal. Comer gorduras saudáveis, como as encontradas em abacates, peixes oleosos e nozes, é essencial para a saúde. O equilíbrio calórico geral (calorias ingeridas versus calorias queimadas) continua sendo um fator chave na perda de peso ou na manutenção do peso desejado.

4. Personalização:

A dieta de ciclagem de carboidratos não é uma abordagem "tamanho único", é importante adaptá-la às suas necessidades individuais, considerando: Objetivos: perda de peso, aumento de massa muscular, melhoria do desempenho atlético.

Nível de atividade física: sedentário, moderado, intenso. Resposta Corporal: Monitore seu progresso e como seu corpo reage aos diferentes ciclos de carboidratos.

5. Planeamento e monitorização:

Para aproveitar ao máximo sua dieta de ciclagem de carboidratos, é importante planejar suas refeições e acompanhar seu progresso. Planeje suas refeições: com base em seus ciclos de carboidratos e em suas necessidades calóricas. Monitore seu progresso: pese-se, meça a circunferência da cintura e anote seus sentimentos. Consultar um médico ou nutricionista pode ser útil para receber uma avaliação personalizada e desenvolver um plano de dieta de ciclagem de carboidratos seguro e eficaz.

FUNDAMENTOS NUTRICIONAIS

Uma Visão Geral Os fundamentos nutricionais são os fundamentos científicos que nos ajudam a compreender como o corpo humano utiliza os alimentos para obter energia, crescimento e saúde. Eles incluem conhecimento de macronutrientes (carboidratos, proteínas e gorduras), micronutrientes (vitaminas e minerais), água e fibras. Aqui estão alguns dos princípios-chave dos Fundamentos Nutricionais:

1. Macronutrientes:

Carboidratos: fornecem energia ao corpo e são o principal componente de cereais, frutas, vegetais e legumes.

Proteínas: são necessárias para o crescimento e reparação do tecido muscular e são encontradas em carnes, peixes, ovos, laticínios e legumes.

Gorduras: Fornecem energia e ajudam a regular os hormônios, sendo encontradas em óleos vegetais, nozes, peixes gordurosos e abacates.

2. Micronutrientes:

Vitaminas: São essenciais para uma variedade de funções corporais, como visão, saúde óssea e sistema imunológico.

Minerais: São necessários para a formação óssea, regulação da frequência cardíaca e função muscular.

3. Água:

A água é essencial para todos os processos metabólicos do corpo e ajuda a regular a temperatura corporal.

4. Fibras: As fibras ajudam a regular a digestão, controlar o peso e reduzir o risco de doenças cardíacas. Além destes princípios-chave, os fundamentos nutricionais também incluem o conhecimento de:

Calorias: A energia fornecida pelos alimentos é medida em calorias. Balanço energético: O balanço energético é a diferença entre as calorias consumidas e as calorias queimadas. Necessidades energéticas: As necessidades energéticas são o número de calorias que uma pessoa necessita todos os dias para manter o peso corporal. Alimentação Saudável: Uma dieta saudável é aquela que fornece ao corpo todos os nutrientes necessários para se manter saudável. Compreender os fundamentos nutricionais é importante para: Fazer escolhas alimentares informadas: Saber quais nutrientes são necessários para a saúde e em que quantidades ajuda a fazer escolhas alimentares mais saudáveis. Alcance seus objetivos de saúde: Uma dieta saudável pode ajudá-lo a perder peso, aumentar a massa muscular, melhorar o desempenho atlético e reduzir o risco de doenças. Gerenciar condições de saúde: Uma dieta saudável pode ajudar a controlar condições de saúde como diabetes, doenças cardíacas e hipertensão.

CARBOIDRATOS: TIPOS, FUNÇÕES E QUANTIDADES RECOMENDADAS

Carboidratos Os macronutrientes são úteis para o corpo humano. Eles fornecem energia, ajudam a regular a digestão e apoiam várias funções corporais.

Tipos de carboidratos:

Carboidratos simples:

Açúcares: encontrados em frutas, mel e açúcar de mesa.

Lactose: presente no leite e derivados.

Carboidratos complexos:

Amido: presente em cereais, pães, massas, batatas e legumes.

Fibra: Encontrada em frutas, vegetais, grãos integrais e legumes.

Funções dos carboidratos:

Os carboidratos são a principal energia do corpo humano.

Regular a digestão: A fibra ajuda a regular a digestão e a manter um intestino saudável.

Apoie o sistema imunológico: Algumas fibras podem ajudar a apoiar o sistema imunológico.

Regular o açúcar no sangue: Os carboidratos complexos ajudam a regular o açúcar no sangue (nível de açúcar no sangue).

Quantidades recomendadas de carboidratos:

A ingestão diária recomendada de carboidratos para adultos é de 45-65% do total de calorias.

A quantidade de carboidratos necessária pode variar de acordo com vários fatores, como idade, sexo, nível de atividade física e condições de saúde.

Dicas para uma dieta saudável rica em carboidratos: Escolha alimentos ricos em carboidratos complexos e fibras. Limite a ingestão de açúcares simples. Consuma grãos integrais em vez de grãos refinados.

Coma muitas frutas e vegetais. Leia os rótulos dos alimentos para escolher alimentos com baixo teor de açúcares adicionados. Consultar um médico ou nutricionista pode ser útil para receber uma avaliação personalizada e desenvolver um plano alimentar seguro e saudável. Além disso, é importante combinar uma alimentação saudável com exercícios físicos regulares para se manter saudável.

GORDURAS E PROTEÍNAS NA DIETA DE CARB CYCLING

Na dieta de ciclagem de carboidratos, a ingestão de gordura e proteína desempenha um papel crítico no equilíbrio da ingestão de calorias e no apoio aos seus objetivos de saúde e condicionamento físico. Vejamos em detalhes a importância desses macronutrientes:

Proteínas: Funções: As proteínas são essenciais para construir, reparar e manter o tecido muscular, incluindo enzimas e hormônios. Quantidade: Na dieta de ciclagem de carboidratos, a ingestão de proteínas tende a permanecer constante ao longo da semana. Recomenda-se uma ingestão diária de 1,5-2 gramas de proteína por kg de peso corporal. Importância: Uma ingestão adequada de proteínas ajuda a manter a massa muscular mesmo em dias com redução de carboidratos, evitando o catabolismo muscular (uso de proteínas como energia). Além disso, as proteínas contribuem para a sensação de saciedade, reduzindo a fome e promovendo o controlo do peso. Fontes: Escolha fontes de proteína de alta qualidade, como carne magra, peixe, ovos, legumes, tofu e tempeh.

Gorduras: Funções: As gorduras fornecem energia de longa duração, auxiliam na absorção de vitaminas lipossolúveis (A, D, E, K) e apoiam a produção de hormônios.

Quantidade: A ingestão de gordura varia dependendo da fase do ciclo dos carboidratos. Em dias com alto teor de carboidratos (HC), você pode reduzir ligeiramente a ingestão de gordura em comparação com dias com baixo teor de carboidratos (LC) ou moderados (MC).

Dias de HC: aproximadamente 0,5-1 grama de gordura por kg de peso corporal.

Dias LC e MC: aproximadamente 1-1,5 gramas de gordura por kg de peso corporal.

Importância: Comer gorduras saudáveis é essencial para a saúde do coração, do cérebro e do sistema imunológico. As gorduras também ajudam a manter a saciedade e podem melhorar a palatabilidade das refeições.

Fontes: Escolha gorduras saudáveis como abacate, azeite, nozes, oleaginosas, peixes gordurosos (salmão, atum) e carnes alimentadas com capim. Limite as gorduras saturadas de carnes gordurosas, laticínios integrais e produtos manufaturados.

Equilíbrio entre proteínas e gorduras:

É importante encontrar o equilíbrio certo entre proteínas e gorduras com base em seus objetivos específicos.

Para perda de peso, você pode enfatizar ligeiramente a proteína em vez da gordura nos dias LC e MC.

Para a construção muscular, você pode equilibrar a ingestão de proteínas e gorduras nos dias de HC e MC.

Consultar um nutricionista ou profissional de saúde pode ajudá-lo a estabelecer seu próprio plano personalizado de ciclagem de carboidratos com as quantidades certas de proteína e gordura para atingir seus objetivos. Além disso, acompanhe seu progresso monitorando seu peso, composição corporal e níveis de energia para ajustar seu plano alimentar, se necessário.

CALORIAS E EQUILÍBRIO ENERGÉTICO

Calorias e balanço energético na dieta de ciclagem de carboidratos, calorias:

Calorias são unidades de medida que quantificam a energia fornecida pelos alimentos.

Diferentes macronutrientes fornecem diferentes calorias por grama:

Carboidratos e proteínas: 4 calorias por grama.

Gordura: 9 calorias por grama.

Equilíbrio energético:

O balanço energético representa a diferença entre as calorias consumidas através dos alimentos e as calorias queimadas através da atividade física e do metabolismo basal. Balanço energético positivo: Se você comer mais calorias do que queima, seu corpo armazenará o excesso como gordura, levando ao ganho de peso.

Balanço energético negativo: se você queimar mais calorias do que ingere, seu corpo utilizará as reservas de gordura como energia, auxiliando na perda de peso. Balanço energético equilibrado: Se você comer e queimar o mesmo número de calorias, seu peso permanecerá estável. Na dieta de ciclagem de carboidratos:

Dias HC: A ingestão de calorias será maior para fornecer energia para treinos e atividades diárias.

Dias LC: A ingestão de calorias será menor para criar um déficit calórico e promover a perda de gordura.

Dias MC: A ingestão de calorias será moderada para manter o peso corporal ou apoiar o crescimento muscular.

Calcule as necessidades calóricas e o balanço energético:

Existem várias fórmulas e calculadoras online para estimar as necessidades calóricas individuais.

É importante monitorar a ingestão de calorias e a atividade física para determinar o equilíbrio energético.

Fazer pequenas mudanças em sua dieta e exercícios pode ajudá-lo a atingir a meta desejada de equilíbrio energético.

Dicas para uma dieta eficaz de ciclagem de carboidratos:

Planeje suas refeições e lanches: Prepare as refeições com antecedência para controlar as porções e a ingestão de calorias.

Escolha alimentos nutritivos e ricos em fibras: dê preferência a alimentos integrais, frutas, vegetais e proteínas magras.

Limite os alimentos processados e com alto teor de açúcar: Esses alimentos costumam ser ricos em calorias e oferecem pouco valor nutricional.

CICLOS NUTRICIONAIS

Ciclos Nutricionais: Uma Visão Geral O ciclo nutricional é uma abordagem estratégica à nutrição que envolve a variação cíclica de nutrientes essenciais, como macronutrientes (carboidratos, proteínas e gorduras) e micronutrientes (vitaminas e minerais), para atingir metas específicas de saúde e desempenho.

Diferentes tipos de ciclos nutricionais podem ser utilizados dependendo dos objetivos: Ciclo de carboidratos: Variação cíclica da ingestão de carboidratos para otimizar a perda de gordura, ganho de massa muscular ou desempenho atlético.

Ciclagem de proteínas: Variação cíclica da ingestão de proteínas para apoiar o crescimento muscular ou perda de peso.

Jejum intermitente: Ciclos de jejum e alimentação para melhorar a saúde metabólica, a longevidade e a função cognitiva.

Ciclo ceto: Ciclos padrão de cetose e nutrição para colher os benefícios metabólicos da cetose sem restrições de longo prazo.

Os ciclos nutricionais podem ser benéficos para:

Melhorar a composição corporal: Promove a perda de gordura e o ganho de massa muscular.

Otimize o desempenho atlético: Fornece energia e apoia a recuperação muscular.

Melhorar a saúde metabólica: Regular o açúcar no sangue, o colesterol e a pressão arterial.

Aumentar a longevidade: Promova a saúde celular e reduza a inflamação.

Existem vários fatores a serem considerados ao planejar os ciclos nutricionais:

Metas: Defina claramente as metas específicas que você deseja alcançar.

Nível de atividade: Considere seu nível de atividade física e gasto energético.

Sensibilidade à insulina: Avaliar a resposta individual aos carboidratos e a capacidade de regular o açúcar no sangue.

Estado de saúde: leve em consideração quaisquer condições de saúde ou restrições alimentares.

É importante planear cuidadosamente os seus ciclos nutricionais e monitorizar o seu progresso para avaliar a eficácia e fazer alterações, se necessário.

CICLO DE CARGA DE CARBOIDRATO

O ciclo de carregamento de carboidratos: uma estratégia para otimizar o desempenho

O ciclo de carga de carboidratos, ou carga de carboidratos, é uma estratégia nutricional específica para atletas e desportistas que se baseia no aumento controlado da ingestão de carboidratos nos dias anteriores a um evento ou competição de alta intensidade.

Objetivos do Ciclo de Carga:

Maximize as reservas de glicogênio: O glicogênio é a principal fonte de energia para os músculos durante exercícios intensos. Ao aumentar os estoques de glicogênio, você pode melhorar a resistência e o desempenho atlético.

Reduzir a fadiga: A depleção do glicogênio muscular pode levar à fadiga e diminuição do desempenho. O carregamento de carboidratos ajuda a prevenir esse problema.

Otimizar a recuperação: A carga de carboidratos também pode facilitar a recuperação muscular após exercícios intensos.

Como funciona o ciclo de carga:

Fase de esgotamento: Nos dias anteriores à carga de carboidratos, a ingestão de carboidratos é reduzida para esgotar as reservas de glicogênio muscular.

Fase de carga: Nos 2-3 dias anteriores ao evento, a ingestão de carboidratos aumenta drasticamente, até atingir 8-10 gramas por kg de peso corporal por dia.

Fase de Manutenção: No dia do evento, você mantém uma ingestão moderada de carboidratos.

Alimentos recomendados para carregamento de carboidratos:

Carboidratos complexos: Massa, arroz, pão integral, cereais integrais, batatas, legumes.

Frutas: Bananas, uvas, figos, manga.

Legumes: Vegetais de raiz (cenoura, beterraba), batata doce.

Exemplo de ciclo de carga para um atleta de 70 kg:

Fase de esgotamento (2 dias): 200 gramas de carboidratos por dia.

Fase de carga (3 dias): 560-700 gramas de carboidratos por dia.

Fase de manutenção (1 dia): 350 gramas de carboidratos por dia.

Considerações e advertências:

O ciclo de carga não é adequado para todos os atletas. É importante consultar um nutricionista ou médico do esporte para avaliar se essa estratégia é adequada às suas necessidades e objetivos.

A carga de carboidratos pode causar efeitos colaterais como inchaço, náusea e sensação de peso. É importante monitorar sua resposta e fazer alterações, se necessário.

É fundamental aliar o ciclo de carga com um treino adequado e uma alimentação saudável para obter os melhores resultados. Além da carga de carboidratos, existem outras estratégias nutricionais que podem ser utilizadas para melhorar o desempenho atlético, como a periodização nutricional e o uso de suplementos alimentares específicos. Lembre-se que o sucesso no desporto requer uma abordagem multidisciplinar que inclui treino, nutrição, descanso e gestão mental.

FASE DE MANUTENÇÃO

A fase de manutenção: uma etapa fundamental na sua jornada

A fase de manutenção representa um momento chave na sua jornada de saúde e bem-estar. Após atingir os seus objetivos de perda de peso ou ganho de massa muscular, esta fase visa consolidar os resultados obtidos e prevenir o risco de recaídas.

O que significa "manutenção"?

Não se trata simplesmente de "não fazer nada". Manter seu novo estilo de vida requer comprometimento e consciência. É importante continuar praticando hábitos alimentares e de exercícios saudáveis que o ajudaram a atingir seus objetivos.

Quais são os princípios-chave da fase de manutenção?

Alimentação balanceada: Consumir uma variedade de alimentos nutritivos, equilibrando macronutrientes (carboidratos, proteínas e gorduras) e micronutrientes (vitaminas e minerais).

Controle de porções: Preste atenção na quantidade de comida que você ingere para não exagerar nas calorias.

Atividade física regular: Mantenha um nível constante de atividade física, adaptando-a às suas necessidades e preferências.

Monitorização do progresso: Monitorize regularmente o seu peso, composição corporal e desempenho físico para identificar quaisquer alterações e intervir prontamente.

Dicas para uma fase de manutenção eficaz:

Planeje suas refeições: Prepare suas refeições e lanches com antecedência para ter mais controle sobre as porções e a qualidade dos alimentos.

Não se prive de nada: Delicie-se ocasionalmente com alimentos menos saudáveis, sem abusar deles.

Encontre um equilíbrio: certifique-se de ter uma vida social ativa e participar de atividades que você goste.

Consulte um profissional: Um nutricionista ou nutricionista pode ajudá-lo a desenvolver um plano de manutenção personalizado e seguro.

Lembre-se que a fase de manutenção não é um ponto de chegada, mas sim um novo começo. É uma oportunidade para consolidar o seu progresso e criar um estilo de vida saudável e sustentável ao longo do tempo.

FASE DE DESCARGA DE CARBOIDRATOS

A fase de descarga de carboidratos: uma análise aprofundada

Premissa:

A fase de descarga de carboidratos, também chamada de depleção de carboidratos, representa uma estratégia nutricional específica frequentemente utilizada em contextos esportivos e de musculação para otimizar o desempenho atlético e a definição muscular. No entanto, é importante sublinhar que a sua eficácia e segurança dependem de vários fatores individuais e contextuais.

Objetivos da fase de descarregamento:

Depleção de glicogênio muscular: redução dos estoques de glicogênio armazenados nos músculos para fazer com que o corpo use a gordura como fonte primária de energia.

Melhor sensibilidade à insulina: Aumenta a capacidade do corpo de usar insulina para regular o açúcar no sangue. **Maximizando a utilização de gordura:** Promove a oxidação lipídica e lipólise, promovendo a perda de gordura corporal. **Aumento da relação GH/cortisol:** Otimiza o ambiente hormonal para o crescimento e definição muscular.

Como funciona a fase de descarga:

Duração: A duração da fase de descarga varia de acordo com os objetivos individuais, o nível de treinamento e a resposta do corpo. Em média, se estende de 2 a 5 dias.

Redução de carboidratos: A ingestão de carboidratos é drasticamente reduzida, atingindo um mínimo de 50-100 gramas por dia.

Aumento de gordura: A ingestão de gordura é aumentada para compensar a redução de carboidratos e fornecer energia ao corpo.

Manutenção de Proteínas: A ingestão de proteínas permanece constante para apoiar a massa muscular.

Alimentos recomendados durante a fase de descarga:

Proteínas magras: carne branca, peixe, ovos, tofu, legumes.

Gorduras saudáveis: Azeite virgem extra, abacate, nozes, sementes oleaginosas.

Vegetais com baixo teor de carboidratos: brócolis, espinafre, feijão verde, folhas verdes.

Exemplo de plano alimentar para atleta de 70 kg:

Carboidratos: 50 gramas por dia.

Proteína: 1,5 gramas por kg de peso corporal por dia (105 gramas).

Gordura: 2 gramas por kg de peso corporal por dia (140 gramas).

Considerações e advertências:

A fase de descarga não é recomendada para todos. É importante consultar um nutricionista ou médico do esporte para avaliar se essa estratégia é adequada às suas necessidades e objetivos.

DICAS PARA MANTER SUA DIETA DURANTE VIAGENS E EVENTOS SOCIAIS

Dicas para manter sua dieta durante viagens e eventos sociais

Manter a dieta durante viagens e eventos sociais pode ser desafiador, mas não impossível. Aqui estão algumas dicas úteis:Planejamento:

Antes de sair:

Pesquise restaurantes e cafés disponíveis em seu destino que ofereçam opções saudáveis.

Planeje suas refeições e lanches com antecedência, levando em consideração suas necessidades alimentares.

Leve lanches saudáveis com você para evitar ceder a tentações prejudiciais.

Durante a viagem:

Escolha restaurantes que ofereçam cardápios com calorias e nutrientes.

Opte por pratos simples com ingredientes frescos e não processados.

Limite o consumo de álcool e bebidas açucaradas.

Faça escolhas conscientes e não se prive de nada com moderação. Eventos sociais:

Antes do evento:

Faça uma refeição saudável antes de participar do evento para não chegar com muita fome.

Se possível, ofereça-se para trazer um prato saudável para compartilhar.

Escolha bebidas não alcoólicas ou com baixas calorias.

Durante o evento:

Socialize e divirta-se, mas não perca de vista seus objetivos de saúde.

Coma com moderação e não exagere nas porções.

Tenha cuidado com os lanches e escolha alternativas saudáveis. Beba muita água para se manter hidratado e saciado.
Conselho Geral:

Seja flexível: não seja muito rígido com sua dieta e desfrute de guloseimas ocasionais.

Ouça o seu corpo: coma quando estiver com fome e pare quando estiver satisfeito.

Mantenha-se ativo: Exercite-se regularmente, mesmo durante viagens ou em eventos sociais.

Procure apoio: Peça ajuda ao seu parceiro, amigos ou familiares para mantê-lo motivado.

Lembre-se que a chave para manter a alimentação durante viagens e eventos sociais é planejamento, moderação e flexibilidade. Com um pouco de esforço, você pode aproveitar suas viagens e passeios sociais sem sacrificar seus objetivos de saúde e bem-estar.

CONCLUSÕES RESUMO DOS PRINCIPAIS CONCEITOS

Ciclo de carboidratos: Uma abordagem dietética que envolve a variação cíclica da ingestão de carboidratos para atingir objetivos específicos. Diferentes tipos de ciclagem de carboidratos podem ser usados: ciclagem de carboidratos, ciclagem de proteínas, jejum intermitente, ciclagem cetônica.

A ciclagem de carboidratos pode ser benéfica para:

Melhorar a composição corporal.

Otimize o desempenho atlético.

Melhorar a saúde metabólica.

Aumentar a longevidade.

É importante planejar cuidadosamente seus ciclos de carboidratos e monitorar seu progresso.

Consultar um nutricionista pode ser útil no desenvolvimento de um plano personalizado e seguro.

Fase de carregamento de carboidratos:

Uma estratégia nutricional para atletas que aumenta a ingestão de carboidratos antes de um evento para maximizar os estoques de glicogênio e melhorar o desempenho.

A fase de carregamento inclui:

Fase de esgotamento: 2 dias com baixo consumo de carboidratos.

Fase de carga: 2-3 dias com alto consumo de carboidratos (8-10 gramas/kg de peso corporal).

Fase de manutenção: 1 dia com consumo moderado de carboidratos.

O carregamento de carboidratos não é para todos. Recomenda-se consultar um profissional.

Fase de descarga de carboidratos:

Uma estratégia para reduzir os estoques de glicogênio e induzir o corpo a utilizar gorduras como fonte de energia.

Metas:

Depleção de glicogênio muscular.

Melhorar a sensibilidade à insulina.

Maximize a utilização de gordura.

Aumentar a proporção GH/cortisol.

A fase de descarga dura 2 a 5 dias com:

Baixo consumo de carboidratos (50-100 gramas/dia).

Aumento de gordura.

Manutenção de proteínas.

A fase de descarga não é recomendada para todos. Consultar um profissional é importante.

Dicas para manter sua dieta durante viagens e eventos sociais:

Planeje refeições e lanches com antecedência.

Escolha restaurantes com opções saudáveis.

Coma com moderação e não exagere nas porções. Beber muita água.

Seja flexível e permita-se erros ocasionais.

Fique ativo.

Busque apoio de amigos e familiares.

Concluindo, a ciclagem de carboidratos pode ser uma ferramenta eficaz para atingir vários objetivos de saúde e desempenho. Porém, é importante aplicá-lo corretamente e sob supervisão de um profissional qualificado. Além disso, manter uma alimentação saudável durante viagens e eventos sociais é possível com um pouco de planejamento e conscientização.

PERSPECTIVAS FUTURAS SOBRE A DIETA DE CARB CYCLING

Pesquisa e desenvolvimento:

Novas pesquisas estão surgindo para compreender melhor o impacto da ciclagem de carboidratos em diferentes aspectos da saúde, como saúde metabólica, função cognitiva e longevidade.

O desenvolvimento de tecnologias avançadas, como a monitorização contínua da glicose, poderia fornecer informações mais precisas sobre as tendências do açúcar no sangue e o efeito da ciclagem de carboidratos sobre elas.

O uso de modelos de inteligência computacional e artificial poderia ajudar a adaptar o ciclo de carboidratos às necessidades individuais.

Aplicações em diferentes contextos:

A ciclagem de carboidratos pode encontrar aplicações em novos contextos, como no controle do diabetes, na prevenção de doenças cardiovasculares e no tratamento da obesidade.

Planos específicos de ciclagem de carboidratos poderiam ser desenvolvidos para diferentes categorias de pessoas, como atletas, idosos, mulheres grávidas e crianças.

A disseminação de programas de educação e treinamento nutricional on-line poderia facilitar a adoção da ciclagem de carboidratos de forma segura e informada.

Desafios e Considerações:

É importante identificar os riscos potenciais e efeitos colaterais da ciclagem de carboidratos a longo prazo.

A sustentabilidade da ciclagem de carboidratos ao longo do tempo e sua compatibilidade com estilos de vida diversificados requerem estudos mais aprofundados.

O desenvolvimento de diretrizes e protocolos padronizados para a implementação da ciclagem de carboidratos é fundamental para garantir sua segurança e eficácia.

Concluindo, a ciclagem de carboidratos representa uma abordagem nutricional promissora com diversas aplicações potenciais. A investigação e o desenvolvimento contínuos neste campo, juntamente com uma avaliação cuidadosa dos riscos e benefícios, ajudarão a definir o papel da ciclagem de hidratos de carbono na promoção da saúde e do bem-estar.

RECEITAS
DE APERITIVOS

BRUSCHETA COM TOMATE E MANJERICÃO

Tempo de preparo: 10 minutos

Tempo de cozimento: 5 minutos

Doses para 2 pessoas:

Ingredientes:

200 g de pão caseiro

150 g de tomates maduros

10 g de manjericão fresco

20 g de azeite extra virgem

5g de alho (opcional)

Sal e pimenta a gosto

Preparação

Lave e seque os tomates. Corte-os em cubos e coloque-os numa tigela. Adicione o manjericão picado, o azeite virgem extra, o alho picado (opcional), o sal e a pimenta. Misture bem e deixe descansar por 10 minutos. Torre as fatias de pão caseiro. Esfregue as fatias de pão com alho (opcional). Tempere as fatias de pão com a mistura de tomate e manjericão. Sirva imediatamente.

Valores nutricionais (por porção):

Calorias: 200 kcal

Carboidratos: 25 g

Proteína: 5g

Gordura: 10g

CROSTINI COM PATÊ DE AZEITONAS PRETA

Tempo de preparo: 15 minutos

Tempo de cozimento: 0 minutos

Doses para 2 pessoas:

Ingredientes:

160 g de pão toscano

100g de azeitonas pretas

50 g de alcaparras salgadas

50 g de anchovas salgadas

40 g de azeite extra virgem

15g de suco de limão

Sal e pimenta a gosto

Preparação

Pique as azeitonas pretas e lave-as em água corrente. Dessalinize as alcaparras e as anchovas. Coloque todos os ingredientes no liquidificador e bata até obter um patê homogêneo. Tempere com sal e pimenta. Torre as fatias de pão toscano. Espalhe o patê de azeitona preta nas fatias de pão. Sirva imediatamente.

Valores nutricionais (por porção):

Calorias: 250 kcal

Carboidratos: 20 g

Proteína: 10g

Gordura: 15g

SALADA CAPRESE

Tempo de preparo: 10 minutos

Tempo de cozimento: 0 minutos

Doses para 2 pessoas:

Ingredientes:

200 g de tomates maduros

125 g de mussarela de búfala

20 g de manjericão fresco

30 g de azeite extra virgem

Sal e pimenta a gosto

Preparação

Lave e seque os tomates. Corte-os em fatias grossas. Corte a mussarela de búfala em rodelas grossas. Disponha as rodelas de tomate e mussarela em um prato de servir, alternando-as. Adicione as folhas frescas de manjericão. Tempere com azeite extra virgem, sal e pimenta. Sirva imediatamente.

Valores nutricionais (por porção):

Calorias: 250 kcal

Carboidratos: 15 g

Proteína: 10g

Gordura: 15g

CARPACCIO DE CARNE COM FLOCOS RÚCULA E DE PARMESÃO

Tempo de preparo: 15 minutos

Tempo de cozimento: 0 minutos

Doses para 2 pessoas:

Ingredientes:

225 g de carpaccio de carne

75 g de rúcula selvagem

75 g de Parmigiano Reggiano

30 g de azeite extra virgem

15g de suco de limão

Sal e pimenta a gosto

Preparação

Disponha as fatias de carpaccio de carne em um prato de servir. Tempere com azeite extra virgem, suco de limão, sal e pimenta. Adicione a rúcula selvagem e os flocos de Parmigiano Reggiano.

Sirva imediatamente.

Valores nutricionais (por porção):

Calorias: 300kcal

Carboidratos: 5 g

Proteína: 25g

Gordura: 20g

PRESUNTO E MELÃO

Tempo de preparo: 5 minutos

Tempo de cozimento: 0 minutos

Doses para 2 pessoas:

Ingredientes:

225 g de presunto cru

450 g de melão

1 raminho de hortelã (opcional)

Preparação

Corte o melão em rodelas e depois em cubos. Enrole cada cubo de melão com uma fatia de presunto cru. Disponha os pedaços de presunto e melão em um prato de servir. Decore com uma folha de hortelã (opcional).

Sirva imediatamente.

Valores nutricionais (por porção):

Calorias: 200 kcal

Carboidratos: 15 g

Proteína: 10g

Gordura: 10g

CANAPÉS COM QUEIJO CABRA E MEL

84

Tempo de preparo: 10 minutos

Tempo de cozimento: 0 minutos

Doses para 2 pessoas:

Ingredientes:

8 fatias de pão toscano

150g de queijo de cabra

30g de mel

15 nozes

Preparação:

torrar as fatias de pão toscano. Espalhe o queijo de cabra nas fatias de pão. Adicione um fiozinho de mel. Decore com nozes picadas.

Sirva imediatamente.

Valores nutricionais (por porção):

Calorias: 300 kcal

Carboidratos: 30 g

Proteína: 10g

Gordura: 20g

CAMARÕES GRELHADOS COM MOLHO DE GENGIBRE

Tempo de preparo: 15 minutos

Tempo de cozimento: 10 minutos

Doses para 2 pessoas:

Ingredientes:

12 camarões

2 colheres de sopa de azeite extra virgem

1 dente de alho

1 raminho de tomilho, sal e pimenta a gosto

Para o molho de gengibre:

50 g de gengibre fresco

2 colheres de sopa de suco de limão

1 colher de sopa de molho de soja

1 colher de sopa de mel

Preparação:

Para os camarões: Limpe os camarões retirando a carapaça e os intestinos. Lave-os em água corrente e seque-os com papel de cozinha. Tempere-os com azeite virgem extra, sal e pimenta. Aqueça uma grelha em fogo médio-alto. Cozinhe os camarões por 2-3 minutos de cada lado, até que fiquem rosados e cozidos. Retire-os do forno e mantenha-os aquecidos. Para o molho de gengibre: Rale o gengibre fresco. Numa tigela, misture o gengibre ralado com o suco de limão, o molho de soja, o mel e a pimenta vermelha amassada (opcional). Sirva o molho de gengibre com o camarão grelhado.

Valores nutricionais (por porção):

Calorias: 300 kcal

Carboidratos: 5 g

Proteína: 25g

Gordura: 20g

CREME DE ALCACHOFRA E BATATA

Tempo de preparo: 20 minutos

Tempo de cozimento: 30 minutos

Doses para 2 pessoas:

Ingredientes:

4 alcachofras

2 batatas

1 cebola

1 chalota

1 talo de aipo

1 folha de louro

1 litro de caldo de legumes

2 colheres de sopa de azeite extra virgem

50 ml de creme de leite fresco (opcional)

Sal e pimenta a gosto

Preparação:

Limpe as alcachofras retirando os espinhos externos, o caule e as pontas. Corte-os em rodelas e coloque-os em água acidificada com suco de limão para evitar que escureçam. Descasque e corte as batatas em cubos. Pique finamente a cebola, a cebola e o aipo. Numa frigideira, aqueça o azeite virgem extra e frite a cebola picada, a cebola e o aipo durante 5 minutos. Adicione as alcachofras escorridas e as batatas aos cubos. Doure por alguns minutos. Adicione o caldo de legumes, o louro, o sal e a pimenta. Cozinhe por 30 minutos em fogo baixo. Bata tudo no liquidificador até obter um creme homogêneo. Se desejar, adicione creme de leite fresco e misture bem. Sirva a alcachofra quente e o creme de batata com croutons. Valores nutricionais (por porção):

Calorias: 250kcal. Carboidratos: 30 g

Proteína: 8g. Gordura: 12g

COGUMELOS RECHEADOS COM RICOTA E ERVAS AROMÁTICAS

Tempo de preparo: 20 minutos

Tempo de cozimento: 20 minutos

Doses para 2 pessoas:

Ingredientes:

12 cogumelos botão

250g de ricota

50g de parmesão ralado

1 colher de sopa de salsa picada

1 colher de sopa de manjericão picado

1 dente de alho picado (opcional)

2 colheres de sopa de azeite extra virgem

Sal e pimenta a gosto

Preparação:

Limpe os cogumelos champignon removendo o caule. Retire delicadamente o interior dos cogumelos com uma colher de chá e pique finamente os caules dos cogumelos. Numa tigela, misture a ricota com o parmesão ralado, a salsinha picada, o manjericão picado, o alho picado (opcional), o sal e a pimenta. Adicione os talos dos cogumelos picados e misture bem. Recheie os cogumelos com a mistura de ricota. Disponha os cogumelos recheados num tabuleiro untado com azeite virgem extra. Asse em forno pré-aquecido a 180°C por 20 minutos. Retire do forno e sirva os cogumelos recheados quentes.

Valores nutricionais (por porção):

Calorias: 200kcal

Carboidratos: 10 g

Proteína: 15g

Gordura: 12g

ROLOS DE ABOBRINHA
COM QUEIJO FRESCO

Tempo de preparo: 15 minutos

Tempo de cozimento: 15 minutos

Doses para 2 pessoas:

Ingredientes:

2 abobrinhas

200 g de queijo fresco para barrar

50 g de presunto cozido em cubos

2 colheres de sopa de manjericão picado

1 colher de sopa de azeite extra virgem

Sal e pimenta a gosto

Preparação:

Lave as abobrinhas e corte-as em rodelas finas no sentido do comprimento. Aqueça uma grelha em fogo médio. Cozinhe as fatias de abobrinha por 2-3 minutos de cada lado, até ficarem macias. Numa tigela, misture o queijo fresco para barrar com o presunto cozido em cubos, o manjericão picado, o sal e a pimenta. Espalhe a mistura de queijo sobre as fatias de abobrinha. Enrole as fatias de abobrinha sobre si mesmas, formando rolinhos. Disponha os rolinhos de abobrinha em um prato de servir e regue com um fio de azeite virgem extra. Sirva os rolinhos de abobrinha frios ou quentes. Valores nutricionais (por porção):

Calorias: 150kcal

Carboidratos: 5 g

Proteína: 12g

Gordura: 9g

FRITAS DE MILHO COM MOLHO DE ABACATE

Tempo de preparo: 15 minutos

Tempo de cozimento: 10 minutos

Doses para 2 pessoas:

Ingredientes:

150g de milho (enlatado ou fresco)

50 g de farinha 00

1 ovo

1/2 cebola branca

1 pimenta verde

1 colher de sopa de coentro fresco picado

1 limão

1 colher de sopa de azeite extra virgem

Sal e pimenta a gosto

Para o molho de abacate:

1 abacate maduro

1/2 cebola roxa

1 pimenta jalapeño

1 limão

1 colher de sopa de coentro fresco picado

Sal e pimenta a gosto

Preparação:

Lave o milho em água corrente, se for enlatado. Pique finamente a cebola e o pimentão verde. Numa tigela, misture o milho, a farinha, o ovo, a cebola picada, o pimento vermelho picado, os coentros picados, o sumo de uma lima, o sal e a pimenta. Aqueça o azeite extra virgem em uma panela em fogo médio. Cozinhe colheradas de massa por 2-3 minutos de cada lado, até que as panquecas estejam douradas.

Escorra-os em papel absorvente e mantenha-
os aquecidos. Para o molho de abacate:
Corte o abacate ao meio, retire o caroço e
descasque. Pique finamente a cebola roxa e a
pimenta jalapeño. No liquidificador, bata o
abacate, a cebola picada, a pimenta
malagueta picada, o suco de um limão, os
coentros picados, o sal e a pimenta. Bata até
obter um molho cremoso e sirva os bolinhos
de milho com o molho de abacate.

Valores nutricionais (por porção):

Calorias: 400 kcal

Carboidratos: 45 g

Proteína: 10g

Gordura: 20g

AZEITONAS MARINADAS COM CÍTRICAS E ALECRIM

Tempo de preparo: 15 minutos

Tempo de cozimento: 0 minutos

Doses para 2 pessoas:

Ingredientes:

200 g de azeitonas pretas

1 laranja

1 limão

1 raminho de alecrim

1 dente de alho

100 ml de azeite extra virgem

Sal e pimenta a gosto

Preparação:

Lave as azeitonas e seque-as com papel absorvente. Corte a laranja e o limão em rodelas finas. Numa tigela, misture as azeitonas, as rodelas de laranja e limão, o alecrim, os alhos picados, o sal e a pimenta. Adicione o azeite extra virgem e misture bem. Cubra a tigela com filme plástico e deixe descansar na geladeira por pelo menos 24 horas antes de servir.

Valores nutricionais (por porção):

Calorias: 200 kcal

Carboidratos: 5 g

Proteína: 2g

Gordura: 18g

CROSTINI COM QUEIJO CREME E PRESUNTO CRU

Tempo de preparo: 10 minutos

Tempo de cozimento: 0 minutos

Doses para 2 pessoas:

Ingredientes:

4 fatias de pão

100 g de queijo para barrar

50 g de presunto cru

1 colher de sopa de

manjericão fresco picado

Sal e pimenta a gosto

Preparação:

Corte o pão em fatias e torre-o. Numa tigela, misture o cream cheese com o manjericão picado, o sal e a pimenta. Espalhe o cream cheese nas fatias de pão torrado. Coloque o presunto cru sobre as fatias de pão com o cream cheese. Sirva o crostini com cream cheese e presunto cru.

Valores nutricionais (por porção):

Calorias: 250 kcal

Carboidratos: 25 g

Proteína: 10g

Gordura: 15g

SALADA DE MARISCO COM CAMARÕES POLVO E LULAS

Tempo de preparo: 30 minutos

Tempo de cozimento: 20 minutos

Doses para 2 pessoas:

Ingredientes:

500g de camarão

500 g de polvo

500 g de lula

1 cebola roxa

1 pimenta verde

1 limão

1 colher de sopa de salsa fresca picada

1 colher de sopa de manjericão fresco picado

5 colheres de sopa de azeite extra virgem

Sal e pimenta a gosto

Preparação:

Limpe os camarões, retirando a carapaça e os intestinos. Limpe o polvo, retirando as entranhas e a cabeça. Limpe as lulas, retirando as entranhas, cartilagens e pele. Cozinhe os camarões, o polvo e as lulas em água fervente com sal por 10-15 minutos. Escorra os frutos do mar e deixe esfriar. Corte os camarões, o polvo e as lulas em pequenos pedaços. Pique finamente a cebola roxa e a pimenta verde. Numa tigela, misture os frutos do mar, a cebola picada, a pimenta malagueta picada, o suco de um limão, a salsa picada, o manjericão picado, o azeite virgem extra, o sal e a pimenta. Sirva a salada de frutos do mar fria.

Valores nutricionais (por porção):

Calorias: 300 kcal

Carboidratos: 5 g

Proteína: 30g

Gordura: 15g

PIZZAS COM TOMATES E MUSSARELA

Tempo de preparo: 20 minutos

Tempo de cozimento: 15 minutos

Doses para 2 pessoas:

Ingredientes:

1 rolo de massa folhada

200 g de tomate cereja

1 mussarela

1 colher de sopa de

orégano fresco picado

5 colheres de sopa de

azeite extra virgem

Sal e pimenta a gosto

Preparação:

Pré-aqueça o forno a 200°C. Desenrole a massa folhada e corte-a em discos com aproximadamente 10 cm de diâmetro. Disponha os discos de massa folhada num tabuleiro forrado com papel manteiga. Lave os tomates cereja e corte-os ao meio. Corte a mussarela em cubos. Disponha os tomates cereja e a mussarela nos discos de massa folhada. Tempere com orégano fresco picado, azeite extra virgem, sal e pimenta. Asse as pizzas no forno por 15 minutos, até dourar. Sirva as pizzas quentes.

Valores nutricionais (por porção):

Calorias: 250 kcal

Carboidratos: 25 g

Proteína: 10g

Gordura: 15g

ESPARGOS ENVOLVIDOS EM PRESUNTO COZIDO

Tempo de preparo: 10 minutos

Tempo de cozimento: 15 minutos

Doses para 2 pessoas:

Ingredientes:

1 maço de aspargos

100 g de presunto cozido

50 g de Parmigiano Reggiano ralado

2 colheres de sopa de azeite extra virgem

Sal e pimenta a gosto

Preparação:

Lave os aspargos e corte a parte dura. Enrole cada aspargo com uma fatia de presunto cozido. Disponha os espargos embrulhados em presunto cozido num tabuleiro forrado com papel manteiga. Tempere com azeite virgem extra, Parmigiano Reggiano ralado, sal e pimenta. Cozinhe os aspargos no forno por 15 minutos, até dourar. Sirva os aspargos quentes.

Valores nutricionais (por porção):

Calorias: 200kcal

Carboidratos: 5 g

Proteína: 15g

Gordura: 10g

TÁRTARE DE ATUM COM ABACATE E LIMÃ

Tempo de preparo: 15 minutos

Tempo de cozimento: 0 minutos

Doses para 2 pessoas

Ingredientes:

200 g de atum fresco gelado

1 abacate

1 limão

1 colher de sopa de óleo

azeite extra virgem

Sal e pimenta a gosto

Preparação:

Corte o atum em cubos de cerca de 1 cm. Corte o abacate em cubos do mesmo tamanho do atum. Esprema o limão e extraia o suco. Numa tigela, misture o atum, o abacate, o sumo de lima, o azeite virgem extra, o sal e a pimenta. Sirva o tártaro de atum com abacate e limão em croutons ou com salada verde.

Valores nutricionais (por porção):

Calorias: 350

Gordura: 25g

Proteína: 30g

Carboidratos: 5 g

ALMÔNDEGAS DE BERINJELA

Tempo de preparo: 30 minutos

Tempo de cozimento: 30 minutos

Doses para 4 pessoas

Ingredientes:

2 berinjelas

50 g de pão ralado

50g de parmesão ralado

1 ovo

1 cebola

1 dente de alho

1 raminho de manjericão

Sal e pimenta a gosto

Azeite virgem extra

azeitona para fritar

Preparação:

Lave as beringelas e corte-as em cubos. Frite os cubos de berinjela em azeite extra virgem até dourar. Frite a cebola picada e o alho picado num fio de azeite virgem extra. Adicione as beringelas fritas e o manjericão picado. Em uma tigela, misture o pão ralado, o parmesão ralado, o ovo, o sal e a pimenta. Adicione as beringelas à mistura de pão ralado e misture bem. Forme almôndegas com a mistura e frite em azeite extra virgem até dourar. Sirva as almôndegas de berinjela quentes. Valores nutricionais (por porção):

Calorias: 400

Gordura: 25g

Proteína: 15g

Carboidratos: 30 g

CROSTINI COM SALMÃO FUMADO E QUEIJO CREME

Tempo de preparo: 15 minutos

Tempo de cozimento: 0 minutos

Doses para 4 pessoas:

Ingredientes:

1 baguete

200 g de salmão fumado

100 g de queijo para barrar

1 colher de sopa de cebolinha picada

1 limão

Sal e pimenta a gosto

Preparação:

Corte a baguete em rodelas e torre. Em uma tigela, misture o cream cheese, a cebolinha picada, o suco de um limão, o sal e a pimenta. Espalhe o cream cheese nos croutons. Coloque o salmão defumado sobre os croutons. Sirva o crostini com salmão defumado e cream cheese. Dicas: Você pode usar pão integral ou pão de centeio em vez de baguete. Você pode adicionar outros ingredientes ao cream cheese, como alcaparras ou azeitonas pretas. Você pode decorar os croutons com pimenta rosa ou endro fresco. Valores nutricionais (por porção):

Calorias: 200kcal

Carboidratos: 20 g

Proteína: 10g

Gordura: 10g

SALADA DE FRANGO ESTILO GREGO

Tempo de preparo: 20 minutos

Tempo de cozimento: 30 minutos

Doses para 4 pessoas:

Ingredientes:

400g de peito de frango

2 tomates

1 pepino

1 cebola roxa

10 azeitonas pretas

100 g de queijo feta

5 colheres de sopa de azeite extra virgem

2 colheres de sopa de orégano fresco picado

Sal e pimenta a gosto

Preparação:

Cozinhe o peito de frango em água fervente com sal por 20 minutos. Corte o frango em pedaços pequenos. Corte os tomates, o pepino e a cebola roxa em pedaços pequenos. Numa tigela, misture o frango, o tomate, o pepino, a cebola roxa, as azeitonas pretas e o queijo feta. Tempere com azeite extra virgem, orégano fresco picado, sal e pimenta. Sirva a salada grega de frango. Dicas: Você pode adicionar outros ingredientes à salada de frango, como pimentão, milho ou abacate. Você pode substituir o queijo feta por ricota ou mussarela. A salada de frango grega pode ser guardada na geladeira por um dia.

Valores nutricionais (por porção):

Calorias: 350 kcal

Carboidratos: 15 g

Proteína: 30g

Gordura: 20g

PIMENTOS GRELHADOS COM MOLHO DE ANCHOVA

Tempo de preparo: 20 minutos

Tempo de cozimento: 30 minutos

Doses para 2 pessoas:

Ingredientes:

2 pimentas

50 g de anchovas em óleo

2 colheres de sopa de azeite extra virgem

1 dente de alho

1 colher de sopa de alcaparras

1 colher de sopa de orégano fresco picado

Sal e pimenta a gosto

Preparação:

Lave os pimentões e grelhe-os por 20 minutos, virando-os na metade do cozimento. Limpe os pimentões e corte-os em filés. Numa panela, aqueça o azeite virgem extra e frite o alho picado por 1 minuto. Adicione as anchovas no azeite e as alcaparras e cozinhe por 5 minutos. Adicione os pimentões grelhados, o orégano fresco picado, o sal e a pimenta. Cozinhe por mais 5 minutos. Sirva os pimentões grelhados com molho de anchova. Você pode substituir as anchovas em azeite por azeitonas pretas

Valores nutricionais (por porção):

Calorias: 250 kcal

Carboidratos: 10 g

Proteína: 15g

Gordura: 15g

CANAPÉS COM OVOS DE CODORNIA E BACON CRISPY

Tempo de preparo: 15 minutos

Tempo de cozimento: 10 minutos

Doses para 2 pessoas:

Ingredientes:

4 fatias de pão

4 ovos de codorna

4 fatias de bacon

1 colher de sopa de óleo

azeite extra virgem

Sal e pimenta a gosto

Preparação:

Numa frigideira aqueça o azeite virgem extra e cozinhe as rodelas de bacon durante 5 minutos de cada lado, até ficarem crocantes. Cozinhe os ovos de codorna na frigideira por 2 minutos de cada lado. Torre as fatias de pão. Disponha as fatias de bacon sobre as fatias de pão. Coloque os ovos de codorna por cima do bacon. Tempere com sal e pimenta. Sirva os canapés com ovos de codorna e bacon crocante.Valores nutricionais (por porção):

Calorias: 300 kcal

Carboidratos: 20 g

Proteína: 20g

Gordura: 20g

PRESUNTO ASSADO NO FORNO COM FIGOS E QUEIJO

Tempo de preparo: 15 minutos

Tempo de cozimento: 15 minutos

Doses para 2 pessoas:

Ingredientes:

100 g de presunto cozido

4 figos

50 g de queijo fontina

25g de nozes picadas

1 colher de sopa de mel

½ colher de sopa de óleo

azeite extra virgem

Sal e pimenta a gosto

Preparação:

Pré-aqueça o forno a 200°C. Corte os figos ao meio. Disponha as fatias de presunto cozido num tabuleiro forrado com papel manteiga. Coloque os figos por cima do presunto cozido. Corte a fontina em cubos e disponha sobre os figos. Polvilhe com nozes picadas. Regue com mel e azeite extra virgem. Tempere com sal e pimenta. Asse no forno por 15 minutos. Sirva o presunto assado com figos e queijo. Dicas: Você pode substituir a fontina por gorgonzola ou mussarela. Você também pode adicionar amêndoas picadas ou pistache picado às nozes picadas. Pode acompanhar o presunto assado com figos e queijo com uma salada verde. Valores nutricionais (por porção):

Calorias: 200 kcal

Carboidratos: 12,5 g

Proteína: 12,5g

Gordura: 10g

CROSTINI COM COGUMELOS PORCINI SALTEADOS

Tempo de preparo: 20 minutos

Tempo de cozimento: 20 minutos

Doses para 2 pessoas:

Ingredientes:

1 pão baguete

200 g de cogumelos porcini

½ chalota

1 dente de alho

2 ½ colheres de sopa de óleo

azeite extra virgem

½ raminho de tomilho fresco

Sal e pimenta a gosto

Preparação:

Corte a baguete em rodelas e torre. Limpe os cogumelos porcini e corte-os em pedaços pequenos. Pique a cebola e o alho. Numa frigideira, aqueça o azeite virgem extra e frite as cebolas picadas e os alhos picados durante 2,5 minutos. Adicione os cogumelos porcini e cozinhe por 7,5 minutos. Adicione o tomilho fresco, sal e pimenta. Cozinhe por mais 2,5 minutos. Sirva o crostini com cogumelos porcini salteados. Dicas: Você também pode adicionar outros cogumelos, como champignon ou pleurotus, aos cogumelos porcini. Você pode substituir o tomilho fresco por alecrim fresco ou sálvia fresca. Você pode acompanhar o crostini com cogumelos porcini salteados com uma taça de vinho tinto. Valores nutricionais (por porção): Calorias: 150kcal

Carboidratos: 10 g

Proteína: 5g

Gordura: 10g

CARPACCIO DE ESPADA COM MOLHO DE HORTELÃ

Tempo de preparo: 15 minutos

Tempo de cozimento: 0 minutos

Doses para 2 pessoas:

Ingredientes:

200 g de espadarte defumado

100 g de iogurte grego

50g de ricota

10 folhas de hortelã fresca

½ limão

Sal e pimenta a gosto

Preparação:

Disponha as fatias de peixe-espada defumado em uma travessa. Numa tigela, misture o iogurte grego, a ricota, a hortelã fresca picada, o suco de ½ limão, o sal e a pimenta. Despeje o molho de hortelã sobre o carpaccio de espadarte. Sirva o carpaccio de peixe espada com molho de hortelã. Dicas: Você pode substituir a ricota por queijo para barrar. Você também pode adicionar manjericão fresco ou salsa fresca ao molho de hortelã. Pode acompanhar o carpaccio de espadarte com molho de menta com salada verde. Valores nutricionais (por porção):

Calorias: 300kcal

Carboidratos: 5 g

Proteína: 30g

Gordura: 20g

SALADA DE ABACATE E TOMATE

Tempo de preparo: 10 minutos

Tempo de cozimento: 0 minutos

Doses para 2 pessoas:

Ingredientes:

1 abacate

100 g de tomate cereja

½ cebola roxa

1 colher de sopa de

azeite extra virgem

1 colher de sopa de suco de limão

Sal e pimenta a gosto

Preparação:

Corte o abacate ao meio, retire o caroço e descasque e corte em pedaços pequenos. Corte os tomates cereja ao meio. Pique a cebola roxa. Numa tigela, misture o abacate, o tomate cereja, a cebola roxa, o azeite virgem extra, o suco de limão, o sal e a pimenta. Sirva a salada de abacate e tomate cereja. Dicas: Você também pode adicionar outros ingredientes à salada de abacate e tomate cereja, como pepino, pimentão ou azeitona preta. Você pode substituir o suco de limão por vinagre balsâmico. Você pode acompanhar a salada de abacate e tomate cereja com pão torrado. Valores nutricionais (por porção):

Calorias: 200 kcal

Carboidratos: 10 g

Proteína: 5g

Gordura: 15g

ABOBRINHA GRELHADA COM PESTO DE MANJERICÃO

Tempo de preparo: 20 minutos

Tempo de cozimento: 15 minutos

Doses para 2 pessoas:

Ingredientes:

2 abobrinhas

50 g de manjericão fresco

2 colheres de sopa de pinhões

2 colheres de sopa

de parmesão ralado

50 g de azeite extra virgem

Sal e pimenta a gosto

Preparação:

Lave as abobrinhas e corte-as em rodelas finas. Grelhe as abobrinhas por 5 minutos de cada lado. No liquidificador, bata o manjericão fresco, os pinhões, o parmesão ralado, o azeite virgem extra, o sal e a pimenta. Tempere as abobrinhas grelhadas com o pesto de manjericão. Sirva as abobrinhas grelhadas com pesto de manjericão. Dicas: Você também pode adicionar outros ingredientes ao pesto de manjericão, como nozes ou amêndoas. Você pode substituir o parmesão por pecorino romano. Pode acompanhar as curgetes grelhadas com pesto de manjericão e batatas assadas. Valores nutricionais (por porção):

Calorias: 250 kcal

Carboidratos: 10 g

Proteína: 10g

Gordura: 15g

CANAPÉS COM SALMÃO MARINADO E CREME DE ABACATE

Tempo de preparo: 20 minutos

Tempo de cozimento: 0 minutos

Doses para 2 pessoas:

Ingredientes:

4 fatias de pão

100 g de salmão marinado

½ abacate

½ limão

1 colher de sopa de óleo

azeite extra virgem

Sal e pimenta a gosto

Preparação:

Corte o pão em fatias e torre-o. Corte o salmão marinado em rodelas e em uma tigela amasse o abacate com um garfo. Adicione o suco de ½ limão, o azeite extra virgem, sal e pimenta. Espalhe o creme de abacate nas fatias de pão torrado. Coloque as rodelas de salmão marinado por cima do creme de abacate. Sirva os canapés com salmão marinado e creme de abacate. Dicas: Você também pode adicionar outros ingredientes ao creme de abacate, como tomate cereja ou cebolinha. Você pode substituir o salmão marinado por salmão defumado. Você pode acompanhar os canapés com salmão marinado e creme de abacate com salada verde. Valores nutricionais (por porção):

Calorias: 300 kcal

Carboidratos: 20 g

Proteína: 15g

Gordura: 20g

ALMÔNDEGAS DE CARNE COM MOLHO

Tempo de preparo: 30 minutos

Tempo de cozimento: 40 minutos

Doses para 2 pessoas:

Ingredientes:

300 g de carne picada

50 g de pão amanhecido

100 ml de leite

1 ovo

50g de parmesão ralado

Salsa fresca a gosto

Sal e pimenta a gosto

Para o molho:

400 g de tomate pelado

1 cebola

1 dente de alho

2 colheres de sopa de azeite extra virgem

Sal e pimenta a gosto

Preparação:

Em uma tigela, mergulhe o pão amanhecido no leite por 10 minutos. Esprema o pão e esmigalhe-o na tigela. Adicione a carne picada, o ovo, o Parmigiano Reggiano ralado, a salsa fresca picada, o sal e a pimenta. Sove bem a mistura até obter uma mistura homogênea. Forme almôndegas com a mistura. Numa frigideira, aqueça o azeite virgem extra e frite a cebola picada e o alho picado durante 5 minutos. Adicione os tomates pelados e cozinhe por 15 minutos. Adicione as almôndegas ao molho e cozinhe por 25 minutos.

Sirva as almôndegas com molho e pão fresco.
Dicas: Você também pode adicionar outros ingredientes à mistura de almôndegas, como mortadela ou salame picado. Você pode substituir o parmesão por pecorino romano. Você pode acompanhar as almôndegas com molho com purê de batata ou macarrão com molho de tomate.

Valores nutricionais (por porção):

Calorias: 450 kcal

Carboidratos: 25 g

Proteína: 30g

Gordura: 25g

ROLOS DE BERINGELA COM RICOTA E ESPINAFRE

Tempo de preparo: 30 minutos

Tempo de cozimento: 30 minutos

Doses para 2 pessoas:

Ingredientes:

2 berinjelas

200g de ricota

200g de espinafre

1 cebola

1 dente de alho

2 colheres de sopa de óleo

azeite extra virgem

Sal e pimenta a gosto

Preparação:

Lave as beringelas e corte-as em rodelas finas. Grelhe as beringelas durante 2 minutos de cada lado. Numa frigideira, aqueça o azeite virgem extra e frite a cebola picada e o alho picado durante 5 minutos. Adicione o espinafre e cozinhe por 10 minutos. Em uma tigela, misture a ricota, o espinafre cozido, o sal e a pimenta. Recheie as rodelas de berinjela com a mistura de ricota e espinafre. Enrole as rodelas de berinjela e prenda-as com um palito. Asse os rolinhos de berinjela a 180°C por 20 minutos. Sirva os rolinhos de berinjela com ricota e espinafre. Dicas: Você também pode adicionar outros ingredientes à mistura de ricota e espinafre, como mussarela picada ou parmesão ralado. Você pode substituir o espinafre por acelga ou nabo. Valores nutricionais (por porção):

Calorias: 200 kcal, Carboidratos: 15 g

Proteína: 20 g, Gordura: 15 g

CROSTINI COM TOMATE SECO E CREME DE AZEITONAS

Tempo de preparo: 15 minutos

Tempo de cozimento: 0 minutos

Doses para 2 pessoas:

Ingredientes:

4 fatias de pão

100 g de tomate seco

50g de azeitonas pretas

2 colheres de sopa de óleo

azeite extra virgem

1 dente de alho

Sal e pimenta a gosto

Preparação:

Corte o pão em fatias e torre-o. No liquidificador, bata os tomates secos, as azeitonas pretas, o azeite virgem extra, os alhos picados, o sal e a pimenta. Espalhe o tomate seco e o creme de azeitonas nas fatias de pão torrado. Sirva o crostini com creme de tomate seco e azeitonas. Dicas: Você também pode adicionar outros ingredientes ao tomate seco e ao creme de azeitona, como alcaparras ou farelo de pimentão. Você pode substituir as azeitonas pretas por azeitonas verdes. Pode acompanhar o crostini com creme de tomate seco e azeitonas com um copo de vinho tinto.

Valores nutricionais (por porção):

Calorias: 250 kcal

Carboidratos: 20 g

Proteína: 5g

Gordura: 15g

SALADA DE CAMARÃO E MANGA

Tempo de preparo: 20 minutos

Tempo de cozimento: 10 minutos

Doses para 2 pessoas:

Ingredientes:

200g de camarão

1 manga

1 abacate

1 cebola roxa

1 pimenta verde

1 limão

2 colheres de sopa de óleo

azeite extra virgem

Sal e pimenta a gosto

Preparação:

Limpe os camarões e cozinhe-os numa frigideira com azeite virgem extra durante 5 minutos de cada lado. Corte a manga em cubos. Corte o abacate em rodelas. Pique a cebola roxa e a pimenta verde. Numa tigela, misture o camarão cozido, a manga, o abacate, a cebola roxa picada, a pimenta verde picada, o suco de 1 limão, o azeite virgem extra, o sal e a pimenta. Sirva a salada de camarão e manga. Dicas: Você também pode adicionar outros ingredientes, como tomate cereja ou abacaxi, à salada de camarão e manga. Você pode substituir o limão por limão. Pode acompanhar a salada de camarão e manga com arroz basmati ou quinoa. Valores nutricionais (por porção):

Calorias: 350 kcal

Carboidratos: 25 g

Proteína: 25g

Gordura: 20g

BRUSCHETTE COM TOMATES ASSADOS E BURRATA

Tempo de preparo: 20 minutos

Tempo de cozimento: 20 minutos

Doses para 2 pessoas:

Ingredientes:

4 fatias de pão

400 g de tomate cereja

200g de burrata

2 colheres de sopa de óleo

azeite extra virgem

1 dente de alho

Manjericão fresco a gosto

Sal e pimenta a gosto

Preparação:

Pré-aqueça o forno a 200°C. Lave os tomates cereja e corte-os ao meio. Disponha os tomates cereja em uma assadeira forrada com papel manteiga. Tempere os tomates cereja com azeite extra virgem, sal e pimenta. Asse os tomates cereja por 20 minutos. Corte o pão em fatias e torre-o. Esfregue as fatias de pão com alho. Coloque a burrata sobre as fatias de pão. Adicione os tomates cereja assados. Decore com manjericão fresco. Sirva a bruscheta com tomate cereja assado e burrata. Dicas: Você também pode adicionar outros ingredientes aos tomates cereja assados, como azeitonas pretas ou alcaparras. Você pode substituir a burrata por mussarela de búfala. Você pode acompanhar a bruscheta com tomate cereja assado e a burrata com uma taça de vinho branco. Valores nutricionais (por porção):

Calorias: 400 kcal, Carboidratos: 30 g

Proteína: 20g

Gordura: 25g

CROSTINI COM PRESUNTO CRU E FIGOS

Tempo de preparo: 10 minutos

Tempo de cozimento: 0 minutos

Doses para 2 pessoas:

Ingredientes:

4 fatias de pão

100 g de presunto cru

4 figos

1 noz de manteiga

Sal e pimenta a gosto

Preparação:

Corte o pão em fatias e torre-o. Corte os figos ao meio. Numa panela, derreta a manteiga em fogo baixo. Coloque as fatias de pão na panela e cozinhe por 2 minutos de cada lado. Coloque o presunto cru sobre as fatias de pão. Adicione os figos. Tempere com sal e pimenta. Sirva o crostini com presunto cru e figos. Dicas: Você também pode adicionar outros ingredientes aos figos, como mel ou nozes. Você pode substituir o presunto cru por bresaola. Pode acompanhar o crostini com presunto cru e figos com um copo de vinho tinto. Valores nutricionais (por porção):

Calorias: 300kcal

Carboidratos: 25 g

Proteína: 15g

Gordura: 20g

TORTA MISTA DE VEGETAIS ASSADA

Tempo de preparo: 30 minutos

Tempo de cozimento: 40 minutos

Doses para 2 pessoas:

Ingredientes:

200g de batatas

200 g de abobrinha

1 berinjela

1 pimenta

1 cebola

100 g de parmesão ralado

2 colheres de sopa de pão ralado

Azeite extra virgem a gosto

Sal e pimenta a gosto

Preparação:

Pré-aqueça o forno a 180°C. Lave os legumes e corte-os em cubos. Frite a cebola picada numa frigideira com azeite virgem extra durante 5 minutos. Adicione os legumes e cozinhe por 15 minutos. Sal e pimenta. Em uma tigela, misture os legumes cozidos, o parmesão ralado e o pão ralado. Despeje a mistura em uma assadeira forrada com papel manteiga. Asse no forno por 25 minutos. Sirva a torta mista de legumes assada. Dicas: Você também pode adicionar outros ingredientes aos vegetais, como tomate cereja ou feijão verde. Você pode substituir o parmigiano reggiano por pecorino romano. Você pode acompanhar a torta mista de legumes assada com uma salada verde. Valores nutricionais (por porção):

Calorias: 350 kcal, Carboidratos: 30 g

Proteína: 15 g, Gordura: 20 g

ALMÔNDEGAS DE ATUM E BATATA

Tempo de preparo: 20 minutos

Tempo de cozimento: 30 minutos

Doses para 2 pessoas:

Ingredientes:

200 g de atum em lata

2 batatas

1 ovo

50 g de pão amanhecido

1 colher de sopa de parmesão

queijo Reggiano ralado

Salsa fresca a gosto

Sal e pimenta a gosto

Preparação:

Ferva as batatas e amasse-as. Numa tigela, misture o atum escorrido, o puré de batata, o ovo, o pão amanhecido esfarelado, o Parmigiano Reggiano ralado, a salsa fresca picada, o sal e a pimenta. Forme almôndegas com a mistura. Frite as almôndegas em azeite extra virgem por 10 minutos. Sirva as almôndegas de atum e batata. Dicas: Você também pode adicionar outros ingredientes às almôndegas, como azeitonas pretas ou alcaparras. Você pode substituir o parmigiano reggiano por pecorino romano. Pode acompanhar as almôndegas de atum e batata com salada de tomate. Valores nutricionais (por porção):

Calorias: 400 kcal

Carboidratos: 35 g

Proteína: 25g

Gordura: 20g

CANAPÉS COM MOUSSE DE SALMÃO

Tempo de preparo: 15 minutos

Tempo de cozimento: 0 minutos

Doses para 2 pessoas:

Ingredientes:

4 fatias de pão

100 g de salmão fumado

50g de ricota

2 colheres de sopa de creme fresco

1 colher de sopa de suco de limão

Sal e pimenta a gosto

Preparação:

No liquidificador, bata o salmão defumado, a ricota, o creme de leite fresco, o suco de limão, o sal e a pimenta. Corte o pão em fatias e torre-o. Espalhe a mousse de salmão nas fatias de pão torrado. Sirva os canapés com mousse de salmão. Dicas: Você também pode adicionar outros ingredientes à mousse de salmão, como cebolinha ou alcaparras. Você pode substituir a ricota por queijo para barrar. Você pode acompanhar os canapés de mousse de salmão com uma salada verde. Valores nutricionais (por porção):

Calorias: 300kcal

Carboidratos: 20 g

Proteína: 20g

Gordura: 20g

SALADA DE ARROZ COM ATUM E LEGUMES

Tempo de preparo: 20 minutos

Tempo de cozimento: 15 minutos

Doses para 2 pessoas:

Ingredientes:

160g de arroz

100 g de atum em lata

100 g de tomate cereja

1 pepino

1 pimenta

1 cebola roxa

1 colher de sopa de azeite extra virgem

1 colher de sopa de vinagre balsâmico

Sal e pimenta a gosto

Preparação:

Cozinhe o arroz em água fervente com sal por 15 minutos. Retire o arroz e deixe esfriar em água corrente. Corte o tomate cereja, o pepino e a pimenta em cubos. Pique a cebola roxa. Numa tigela, misture o arroz, o atum escorrido, o tomate cereja, o pepino, a pimenta, a cebola roxa, o azeite virgem extra, o vinagre balsâmico, o sal e a pimenta. Sirva a salada de arroz com atum e legumes. Dicas: Você também pode adicionar outros ingredientes à salada de arroz, como azeitona preta ou milho. Você pode substituir o atum enlatado por atum fresco grelhado. Pode acompanhar a salada de arroz com atum e legumes com um copo de vinho branco. Valores nutricionais (por porção):

Calorias: 400 kcal. Carboidratos: 40 g

Proteína: 25 g, Gordura: 20 g

CROSTINI COM QUEIJO OVELHA E MEL

Tempo de preparo: 10 minutos

Tempo de cozimento: 0 minutos

Doses para 2 pessoas:

Ingredientes:

4 fatias de pão

100 g de queijo de ovelha

50g de mel

1 noz de manteiga

Sal e pimenta a gosto

Preparação:

Corte o pão em fatias e torre-o. Esfregue as fatias de pão com alho. Corte o queijo de ovelha em rodelas. Coloque o queijo de ovelha sobre as fatias de pão torrado. Regue com mel. Sirva o crostini com queijo de ovelha e mel. Dicas: Você também pode adicionar outros ingredientes ao mel, como nozes ou avelãs picadas. Você pode substituir o queijo de ovelha por ricota salgada. Pode acompanhar o crostini com queijo de ovelha e mel com um copo de vinho tinto. Valores nutricionais (por porção):

Calorias: 300 kcal

Carboidratos: 25 g

Proteína: 15g

Gordura: 20g

ROLOS DE PRESUNTO E QUEIJO

Tempo de preparo: 10 minutos

Tempo de cozimento: 0 minutos

Doses para 2 pessoas:

Ingredientes:

8 fatias de presunto cru

100 g de queijo para barrar

100g de ricota

1 colher de sopa de cebolinha picada

Sal e pimenta a gosto

Preparação:

Em uma tigela, misture o cream cheese, a ricota, a cebolinha picada, o sal e a pimenta. Espalhe a mistura sobre as fatias de presunto cru. Enrole as fatias de presunto cru. Sirva os rolinhos de presunto e queijo. Dicas: Você também pode adicionar outros ingredientes, como azeitonas pretas ou alcaparras, à mistura de queijo para barrar e ricota. Você pode substituir o presunto cru por bresaola. Você pode acompanhar os rolinhos de presunto e queijo com uma salada verde. Valores nutricionais (por porção):

Calorias: 350 kcal

Carboidratos: 15 g

Proteína: 25g

Gordura: 25g

RECEITAS
PRIMEIROS PRATOS

MASSA COM PESTO DE ALCACHOFRA

Tempo de preparo: 30 minutos

Tempo de cozimento: 20 minutos

Doses para 2 pessoas:

Ingredientes:

300g de macarrão

4 alcachofras

50 g de Parmigiano Reggiano ralado

50 g de pecorino romano ralado

20 g de pinhões

4 folhas de manjericão

1 dente de alho

100 ml de azeite extra virgem

Sal e pimenta a gosto

Preparação:

Limpe as alcachofras, retirando as folhas exteriores duras e cortando as pontas. Corte as alcachofras em 4 partes e retire os pelos internos. Numa panela, aqueça 2 colheres de sopa de azeite extra virgem e frite o alho picado por 1 minuto. Adicione as alcachofras e cozinhe por 10 minutos, acrescentando um pouco de água se necessário. Misture as alcachofras cozidas com o Parmigiano Reggiano ralado, o pecorino romano ralado, os pinhões, o manjericão, o azeite virgem extra, o sal e a pimenta. Cozinhe o macarrão em água fervente com sal. Escorra o macarrão e tempere com o pesto de alcachofra. Sirva o macarrão com pesto de alcachofra. Dicas: Você também pode adicionar outros ingredientes ao pesto de alcachofra, como nozes ou amêndoas. Valores nutricionais (por porção):

Calorias: 500 kcal, Carboidratos: 60 g

Proteína: 20 g, Gordura: 25 g

ESPAGUETE DE ABOBRINHA COM MOLHO DE TOMATE FRESCO

Tempo de preparo: 20 minutos

Tempo de cozimento: 15 minutos

Doses para 2 pessoas:

Ingredientes:

2 abobrinhas

400 g de tomate pelado

1 cebola

1 dente de alho

2 colheres de sopa de azeite extra virgem

Sal e pimenta a gosto

Manjericão fresco a gosto

Preparação:

Lave bem as abobrinhas. Corte as abobrinhas em espaguete com uma ferramenta especial, como um espiralizador ou um bandolim.

Numa frigideira, aqueça o azeite virgem extra e frite a cebola picada e o alho picado durante 5 minutos. Adicione os tomates pelados e cozinhe por 10 minutos, amassando-os com uma colher até obter um molho grosso. Sal e pimenta. Adicione o espaguete de abobrinha e cozinhe por 5 minutos, mexendo delicadamente. Decore com manjericão fresco. Sirva o espaguete de abobrinha com molho de tomate fresco. Dicas: Você pode enriquecer o molho com outros ingredientes a seu gosto, como azeitonas pretas, alcaparras, orégano ou pimenta malagueta fresca picada. Para um prato mais completo, você pode acompanhar o espaguete de abobrinha com ricota salata ralada ou parmesão.

Valores nutricionais (por porção):

Calorias: 200kcal

Carboidratos: 10 g

Proteína: 5g

Gordura: 15g

RISOTTO DE COUVE-FLOR COM COGUMELOS E PARMESÃO

Tempo de preparo: 30 minutos

Tempo de cozimento: 25 minutos

Doses para 2 pessoas:

Ingredientes:

160 g de arroz Carnaroli

200 g de couve-flor

200 g de cogumelos champignon

1 chalota

1 litro de caldo de legumes

50g de parmesão ralado

2 colheres de sopa de azeite extra virgem

Sal e pimenta a gosto

Preparação:

Limpe a couve-flor e corte-a em florzinhas. Limpe os cogumelos e corte-os em rodelas. Pique a cebola finamente. Numa frigideira, aqueça o azeite virgem extra e frite a cebola durante 2 minutos. Adicione o arroz e torrar por 1 minuto. Adicione a couve-flor e os cogumelos e cozinhe por 5 minutos. Adicione o caldo de legumes aos poucos, mexendo sempre, e cozinhe por 20 minutos. No final do cozimento junte o risoto com o parmesão ralado. Sal e pimenta. Sirva o risoto de couve-flor com cogumelos e parmesão. Dicas: Para um sabor mais intenso, pode-se torrar o arroz numa frigideira com um fio de azeite virgem extra antes de adicionar o caldo. Valores nutricionais (por porção):

Calorias: 400 kcal, Carboidratos: 50 g

Proteína: 15g. Gordura: 20g

LASANHA DE ALCACHOFRA E ESPINAFRE

Tempo de preparo: 45 minutos

Tempo de cozimento: 40 minutos

Doses para 2 pessoas:

Ingredientes:

250 g de massa para lasanha

4 alcachofras

300g de espinafre

1 litro de bechamel

100 g de parmesão ralado

50g de manteiga

1 chalota

1 dente de alho

Azeite virgem extra

Sal e pimenta a gosto

Preparação:

Limpe as alcachofras e corte-as em rodelas finas. Frite a cebola picada e o alho picado numa frigideira com azeite virgem extra durante 2 minutos. Adicione as alcachofras e cozinhe por 10 minutos, acrescentando um pouco de água se necessário. Sal e pimenta. Escalde o espinafre em água fervente com sal por 2 minutos, esprema e pique grosseiramente. Numa assadeira, espalhe um pouco de bechamel no fundo. Faça uma camada de massa de lasanha, depois uma camada de alcachofra, uma camada de espinafre e um pouco de bechamel. Repita as camadas até acabarem os ingredientes. Finalize com uma camada de bechamel e parmesão ralado. Asse em forno pré-aquecido a 180°C por 40 minutos. Retire do forno e deixe descansar por 10 minutos antes de servir. Valores nutricionais (por porção):

Calorias: 500 kcal, Carboidratos: 60 g

Proteína: 20 g, Gordura: 25 g

SOPA DE VEGETAIS COM FRANGO

Tempo de preparo: 30 minutos

Tempo de cozimento: 1 hora

Doses para 2 pessoas:

Ingredientes:

1 500g de peito de frango

1 cenoura

1 alho-poró

1/2 cebola

1 pedaço de aipo

1 batata

1 abobrinha

1/4 repolho

50 g de tomate pelado

1 folha de louro

2 dentes

2,5 litros de água

1 colher de chá de sal

1/2 colher de chá de pimenta

Azeite virgem extra

Salsa fresca a gosto

Preparação:

Limpe e lave o peito de frango. Numa panela grande coloque o frango, a água, o sal, a pimenta, o louro e o cravo. Deixe ferver, reduza o fogo e cozinhe por 30 minutos. Entretanto, limpe e lave os legumes. Corte a cenoura, o alho francês, a cebola, o aipo, a batata e a curgete em pedaços. Corte o repolho em tiras. Numa frigideira, aqueça um fio de azeite virgem extra e frite os legumes durante 5 minutos. Adicione os tomates pelados e cozinhe por 10 minutos. Quando o frango estiver cozido, retire-o da frigideira e desosse-o. Desfie a carne do frango e junte aos legumes.

Adicione o caldo de galinha filtrado e cozinhe por mais 15 minutos. Sirva a sopa de legumes com frango e salsa fresca picada. Dicas: Para um sabor mais intenso, pode torrar os legumes numa frigideira antes de adicionar o caldo. Se preferir uma sopa mais cremosa, você pode bater alguns vegetais no liquidificador antes de adicioná-los ao caldo. Você pode enriquecer a sopa com outros ingredientes a seu gosto, como arroz, macarrão ou feijão. Para um prato mais completo, pode acompanhar a sopa com pão fresco. Valores nutricionais (por porção):

Calorias: 250 kcal

Carboidratos: 15 g

Proteína: 25g

Gordura: 10g

SALADA DE QUINOA COM LEGUMES GRELHADOS

Tempo de preparo: 20 minutos

Tempo de cozimento: 20 minutos

Doses para 2 pessoas:

Ingredientes:

100g de quinoa

1 abobrinha

1 pimenta vermelha

1 berinjela

1 cebola roxa

50 g de queijo feta

10 tomates cereja

Azeite virgem extra

Sal e pimenta a gosto

Vinagre balsâmico (opcional)

Preparação:

Lave a quinoa em água corrente por 2 minutos. Cozinhe a quinoa em água fervente com sal por 15 minutos. Escorra a quinoa e deixe esfriar. Corte os legumes em rodelas. Grelhe os legumes numa grelha quente ou numa frigideira com um fio de azeite virgem extra. Corte o queijo feta em cubos. Numa tigela, misture a quinoa, os legumes grelhados, o queijo feta, o tomate cereja, o azeite virgem extra, o sal e a pimenta. Adicione vinagre balsâmico a gosto. Dicas: Você pode adicionar outros ingredientes a seu gosto, como azeitonas pretas, alcaparras ou manjericão fresco. Se preferir, você pode cozinhar a quinoa no forno a 180°C por 20 minutos. Você pode substituir o queijo feta por ricota salata ou mussarela. Valores nutricionais (por porção):

Calorias: 400 kcal, Carboidratos: 40 g

Proteína: 20 g, Gordura: 20 g

ESPAGUETE INTEIRO COM ATUM E AZEITONAS

Tempo de preparo: 15 minutos

Tempo de cozimento: 10 minutos

Doses para 2 pessoas:

Ingredientes:

160 g de espaguete integral

120 g de atum em óleo

50g de azeitonas pretas

2 colheres de sopa

de azeite extra virgem

1 dente de alho

Sal e pimenta a gosto

Preparação:

Cozinhe o espaguete integral em bastante água e sal. Entretanto, escorra o atum e lave as azeitonas. Numa panela, aqueça o azeite virgem extra e frite o alho picado por 1 minuto. Adicione o atum e as azeitonas e cozinhe por 2 minutos. Escorra o espaguete e refogue na frigideira com o atum e as azeitonas por 1 minuto. Sal e pimenta. Dicas: Você pode adicionar outros ingredientes a seu gosto, como alcaparras, tomate cereja ou pimenta malagueta fresca. Se preferir, pode usar atum natural. Valores nutricionais (por porção):

Calorias: 450 kcal

Carboidratos: 50 g

Proteína: 30g

Gordura: 20g

TAGLIATELLE INTEIRO COM SALMÃO FUMADO E QUEIJO CREME

Tempo de preparo: 15 minutos

Tempo de cozimento: 10 minutos

Doses para 2 pessoas:

Ingredientes:

160 g de tagliatelle integral

100 g de salmão fumado

100 g de queijo para barrar

50 ml de creme fresco

1 colher de sopa

de azeite extra virgem

Sal e pimenta a gosto

Preparação:

Cozinhe o tagliatelle integral em bastante água e sal. Enquanto isso, numa panela, aqueça o azeite virgem extra e cozinhe o salmão fumado durante 2 minutos. Adicione o cream cheese e o creme de leite fresco e cozinhe por 5 minutos, mexendo sempre. Sal e pimenta. Escorra o tagliatelle e refogue na frigideira com o salmão defumado e o cream cheese por 1 minuto. Dicas: Você pode adicionar outros ingredientes a seu gosto, como cebolinha ou pimenta rosa. Se preferir, você pode usar cream cheese em vez de cream cheese. Valores nutricionais (por porção):

Calorias: 500 kcal

Carboidratos: 50 g

Proteína: 30g

Gordura: 30g

COUVE PAD TAILANDESA

Tempo de preparo: 20 minutos

Tempo de cozimento: 15 minutos

Doses para 2 pessoas:

Ingredientes:

150 g de couve

150 g de arroz tailandês

1 colher de sopa de azeite extra virgem

1 cebola roxa

1 pimenta vermelha

1 pimenta malagueta fresca

2 ovos

2 colheres de sopa de molho de soja

2 colheres de sopa de suco de limão

1 colher de sopa de açúcar mascavo

1 colher de sopa de amendoim picado

Sal e pimenta a gosto

Preparação:

Corte a couve em tiras finas. Cozinhe o arroz tailandês em água fervente com sal por 10 minutos. Entretanto, numa frigideira aqueça o azeite virgem extra e frite a cebola picada durante 2 minutos. Adicione o pimentão cortado em tiras e a pimenta malagueta picada e cozinhe por 5 minutos. Adicione os ovos e cozinhe-os mexidos. Adicione o arroz tailandês, a couve, o molho de soja, o suco de limão, o açúcar mascavo e o amendoim picado. Sal e pimenta. Cozinhe por mais 5 minutos, mexendo sempre.

Dicas: Você pode adicionar outros ingredientes a seu gosto, como camarão, tofu ou vegetais de folhas verdes. Se preferir, você pode usar macarrão de arroz em vez de arroz tailandês.

Valores nutricionais (por porção):

Calorias: 400kcal

Carboidratos: 50 g

Proteína: 20g

Gordura: 20g

SOPA DE TOMATE E MANJERICÃO COM CROUTTONS INTEGRAIS

Tempo de preparo: 20 minutos

Tempo de cozimento: 30 minutos

Doses para 2 pessoas:

Ingredientes:

500 g de tomate pelado

1 cebola branca

2 dentes de alho

50 g de manjericão fresco

1 colher de sopa de azeite extra virgem

Sal e pimenta a gosto

Pão integral

Azeite virgem extra

Preparação:

Numa frigideira, aqueça o azeite virgem extra e frite a cebola picada e o alho picado durante 2 minutos. Adicione os tomates pelados e cozinhe por 20 minutos. Bata a sopa no liquidificador. Adicione manjericão fresco picado, sal e pimenta. Cozinhe por mais 5 minutos. Corte o pão integral em rodelas e leve ao forno com um fio de azeite virgem extra. Sirva a sopa de tomate e manjericão com croutons de pão integral. Dicas: Você pode adicionar outros ingredientes a seu gosto, como vegetais picados, como cenoura ou aipo. Se preferir, você pode usar tomates frescos em vez de tomates pelados. Valores nutricionais (por porção):

Calorias: 200kcal

Carboidratos: 25 g

Proteína: 5g

Gordura: 10g

TAGLIATELLE DE ABOBORA COM CAMARÃO E ALHO

Tempo de preparo: 15 minutos

Tempo de cozimento: 10 minutos

Doses para 2 pessoas:

Ingredientes:

2 abobrinhas

200 g de camarões descascados

2 dentes de alho

1 colher de sopa de óleo

azeite extra virgem

Sal e pimenta a gosto

Salsa fresca a gosto

Preparação:

Corte as abobrinhas em juliana com um ralador ou uma faca afiada. Limpe os camarões e descasque-os. Numa panela, aqueça o azeite virgem extra e frite o alho picado por 1 minuto. Adicione os camarões e cozinhe por 2 minutos. Adicione as abobrinhas e cozinhe por 5 minutos. Sal e pimenta. Sirva o tagliatelle de curgete de camarão e alho com salsa fresca picada. Dicas: Você pode adicionar outros ingredientes a seu gosto, como tomate cereja ou pimenta malagueta fresca. Se preferir, você pode usar camarão congelado.

Valores nutricionais (por porção):

Calorias: 250 kcal

Carboidratos: 10 g

Proteína: 30g

Gordura: 10g

SALADA CAESAR DE FRANGO
SEM CROUTTONS

Tempo de preparo: 15 minutos

Tempo de cozimento: 20 minutos

Doses para 2 pessoas:

Ingredientes:

200g de peito de frango

1 alface romana

50g de parmesão

2 colheres de sopa de molho de soja

1 colher de sopa de suco de limão

1 colher de sopa de azeite extra virgem

1 colher de sopa de mostarda

Sal e pimenta a gosto

Preparação:

Cozinhe o peito de frango em água fervente com sal por 20 minutos. Corte a alface romana em pedaços pequenos. Rale o parmesão e em uma tigela misture o molho de soja, o suco de limão, o azeite extra virgem, a mostarda, o sal e a pimenta. Adicione o frango picado, a alface romana e o parmesão. Misture bem e sirva. Dicas: Você pode adicionar outros ingredientes a seu gosto, como tomate cereja, azeitonas pretas ou croutons. Se preferir, você pode usar frango assado em vez de frango cozido. Valores nutricionais (por porção):

Calorias: 300 kcal

Carboidratos: 5 g

Proteína: 40g

Gordura: 20g

SOPA DE FEIJÃO PRETO COM ABACATE

Tempo de preparo: 20 minutos

Tempo de cozimento: 20 minutos

Doses para 2 pessoas:

Ingredientes:

250g de feijão preto em lata

1 cebola branca

1 cenoura

1 talo de aipo

2 dentes de alho

1 folha de louro

1 raminho de alecrim

1 colher de sopa de azeite extra virgem

Sal e pimenta a gosto, 1 abacate

Suco de limão, coentro fresco a gosto

Preparação:

Lave o feijão e coloque-o numa panela com água fria. Adicione a cebola picada, as cenouras aos cubos, o aipo aos cubos, os alhos picados, o louro e o alecrim. Deixe ferver, reduza o fogo e cozinhe por 20 minutos. Bata a sopa no liquidificador. Sal e pimenta. Corte o abacate ao meio, retire o caroço e descasque. Amasse o abacate com um garfo e acrescente o suco de limão. Sirva a sopa de feijão preto com abacate e coentro fresco picado. Dicas: Você pode adicionar outros ingredientes a seu gosto, como pimenta malagueta fresca ou páprica. Valores nutricionais (por porção):

Calorias: 300 kcal

Carboidratos: 30 g

Proteína: 15g

Gordura: 15g

MASSA KONJAC COM PESTO DE RÚCULA E PINHÕES

Tempo de preparo: 15 minutos

Tempo de cozimento: 5 minutos

Doses para 2 pessoas:

Ingredientes:

200 g de pasta konjac

100 g de rúcula

50 g de pinhões

50g de parmesão

2 colheres de sopa de óleo

azeite extra virgem

Sal e pimenta a gosto

Preparação:

Lave a pasta konjac em água corrente. Cozinhe a pasta konjac em água fervente por 2 minutos. Entretanto, prepare o pesto de rúcula: misture a rúcula, os pinhões, o parmesão, o azeite virgem extra, o sal e a pimenta. Escorra o macarrão konjac e tempere com o pesto de rúcula. Dicas: Você pode adicionar outros ingredientes a seu gosto, como tomate cereja ou azeitona preta. Se preferir, você pode usar pesto de manjericão em vez de pesto de rúcula. Valores nutricionais (por porção):

Calorias: 200 kcal

Carboidratos: 10 g

Proteína: 10g

Gordura: 15g

RISOTO DE QUINOA COM ASPARGOS E QUEIJO DE CABRA

Tempo de preparo: 20 minutos

Tempo de cozimento: 20 minutos

Doses para 2 pessoas:

Ingredientes:

100g de quinoa

200 g de aspargos

1 chalota

40g de parmesão

40g de manteiga

160g de queijo de cabra

Azeite virgem extra

Sal e pimenta a gosto

Preparação:

Lave a quinoa em água corrente por 2 minutos. Cozinhe a quinoa em água fervente com sal por 15 minutos. Entretanto, limpe e lave os espargos. Corte os aspargos em pedaços. Numa frigideira, aqueça um fio de azeite virgem extra e frite a cebola picada durante 1 minuto. Adicione os aspargos e cozinhe por 5 minutos. Adicione a quinoa cozida e misture bem. Adicione a manteiga e o parmesão e mexa até derreter. Corte o queijo de cabra em cubos. Adicione o queijo de cabra ao risoto e misture delicadamente. Sal e pimenta. Dicas: Se preferir, pode usar cream cheese no lugar do queijo de cabra. Valores nutricionais (por porção):

Calorias: 400 kcal

Carboidratos: 50 g

Proteína: 20g

Gordura: 20g

ESPAGUETE DE CENOURA COM ALMÔNDEGAS DE PERU

Tempo de preparo: 30 minutos

Tempo de cozimento: 20 minutos

Doses para 2 pessoas:

Ingredientes:

2 cenouras

200 g de peru picado

1 ovo

50 g de pão ralado

1 cebola branca média

1 dente de alho

1 colher de sopa de azeite extra virgem

Sal e pimenta a gosto

Manjericão fresco a gosto

Preparação:

Limpe e descasque as cenouras. Corte as cenouras em espaguete com um ralador ou uma faca afiada. Numa tigela, misture o peru moído, o ovo, o pão ralado, a cebola picada, o alho picado, o sal e a pimenta. Forme almôndegas com a mistura obtida. Numa panela, aqueça o azeite virgem extra e cozinhe as almôndegas por 10 minutos. Adicione o espaguete de cenoura e cozinhe por mais 5 minutos. Sal e pimenta. Sirva com manjericão fresco picado.

Valores nutricionais (por porção):

Calorias: 350 kcal

Carboidratos: 30 g

Proteína: 30g

Gordura: 15g

RISOTO COM ALCACHOFRAS E AÇAFRÃO

Tempo de preparo: 20 minutos

Tempo de cozimento: 20 minutos

Doses para 2 pessoas:

Ingredientes:

160 g de arroz Carnaroli

4 alcachofras

1 sachê de açafrão

500 ml de caldo de legumes

1 cebola branca

50g de parmesão

25g de manteiga

Azeite virgem extra

Sal e pimenta a gosto

Preparação:

Limpe as alcachofras retirando as folhas externas mais duras, divida-as ao meio, retire os pelos internos e corte-as em rodelas finas. Mergulhe as alcachofras em água acidulada com suco de limão para evitar que escureçam. Numa frigideira, aqueça um fio de azeite virgem extra e frite a cebola picada durante 1 minuto. Adicione as alcachofras e cozinhe por 5 minutos. Adicione o arroz e torrar por 1 minuto. Dissolva o açafrão em um pouco de caldo quente e acrescente ao arroz. Adicione o caldo quente aos poucos, mexendo sempre, até o arroz ficar cozido. Misture o risoto com a manteiga e o parmesão. Sal e pimenta. Valores nutricionais (por porção):

Calorias: 250 kcal

Carboidratos: 25 g

Proteína: 15g

Gordura: 10g

OMELETE DE VEGETAIS MISTA

Tempo de preparo: 15 minutos

Tempo de cozimento: 20 minutos

Doses para 2 pessoas:

Ingredientes:

3 ovos

100 g de vegetais mistos

(abobrinha, cenoura,

pimentão, tomate cereja)

1 cebola branca

1 dente de alho

50g de parmesão ralado

Azeite virgem extra

Sal e pimenta a gosto

Preparação:

Corte os legumes em pedaços pequenos. Numa frigideira, aqueça um fio de azeite virgem extra e frite a cebola picada e o alho picado durante 1 minuto. Adicione os legumes e cozinhe por 10 minutos. Numa tigela, bata os ovos com o parmesão, o sal e a pimenta. Despeje a mistura de ovos na panela com os legumes. Cozinhe a omelete em fogo médio por 10 minutos. Dobre a omelete ao meio e cozinhe por mais 5 minutos. Dicas: Você pode adicionar outros ingredientes a seu gosto, como queijo para barrar. Se preferir, você pode cozinhar a omelete no forno a 180°C por 20 minutos. Valores nutricionais (por porção):

Calorias: 150kcal

Carboidratos: 5 g

Proteína: 10g

Gordura: 10g

MASSA DE SOJA COM MOLHO DE TOMATE E MANJERICÃO

Tempo de preparo: 15 minutos

Tempo de cozimento: 5 minutos

Doses para 2 pessoas:

Ingredientes:

160 g de pasta de soja

400 g de tomate pelado

1 cebola branca

2 dentes de alho

10 folhas frescas de manjericão

Azeite virgem extra

Sal e pimenta a gosto

Preparação:

Cozinhe a pasta de soja em água fervente com sal por 5 minutos. Entretanto prepare o molho de tomate: numa frigideira aqueça um fio de azeite virgem extra e frite a cebola picada e o alho picado durante 1 minuto. Adicione os tomates pelados e cozinhe por 10 minutos. Bata o molho de tomate no liquidificador. Adicione manjericão fresco picado, sal e pimenta. Escorra a pasta de soja e tempere com o molho de tomate. Dicas: Você pode adicionar outros ingredientes a seu gosto, como azeitonas pretas ou alcaparras. Se preferir, você pode usar tomate cereja fresco em vez de tomate pelado. Valores nutricionais (por porção):

Calorias: 300kcal

Carboidratos: 40 g

Proteína: 20g

Gordura: 10g

SALADA DE ESPELTA COM ALCACHOFRAS E LEGUMES GRELHADOS

Tempo de preparo: 20 minutos

Tempo de cozimento: 30 minutos

Doses para 2 pessoas:

Ingredientes:

160 g de espelta

2 alcachofras

1 abobrinha

1 pimenta vermelha

1 berinjela

50g de parmesão

Azeite virgem extra

Sal e pimenta a gosto

Preparação:

Cozinhe a espelta em água fervente com sal por 20 minutos. Limpe as alcachofras retirando as folhas externas mais duras, divida-as ao meio, retire os pelos internos e corte-as em rodelas finas. Mergulhe as alcachofras em água acidulada com suco de limão para evitar que escureçam. Corte as abobrinhas, o pimentão e a berinjela em rodelas. Grelhe os legumes num prato antiaderente durante 10 minutos. Escorra a espelta e tempere com os legumes grelhados, o parmesão, o azeite virgem extra, o sal e a pimenta. Dicas: Se preferir, você pode usar legumes assados em vez de legumes grelhados. Valores nutricionais (por porção):

Calorias: 400 kcal

Carboidratos: 45 g

Proteína: 15g

Gordura: 20g

SALADA DE ESPINAFRE COM SALMÃO DEFUMADO E ABACATE

Tempo de preparo: 15 minutos

Doses para 2 pessoas:

Ingredientes:

200 g de espinafre fresco

100 g de salmão fumado

1 abacate

1/2 cebola roxa

50 g de nozes

2 colheres de sopa de

azeite extra virgem

1 colher de sopa de suco de limão

Sal e pimenta a gosto

Preparação:

Lave os espinafres e seque-os com um pano. Corte o salmão fumado em tiras. Corte o abacate ao meio, retire o caroço e descasque e corte em rodelas. Corte a cebola roxa em rodelas finas. Torre as nozes em uma frigideira antiaderente por 2 minutos. Numa tigela, misture o espinafre, o salmão defumado, o abacate, a cebola roxa, as nozes, o azeite extra-virgem, o suco de limão, o sal e a pimenta. Dicas: Você pode adicionar outros ingredientes a seu gosto, como tomate cereja ou azeitona preta. Se preferir, você pode usar um molho à base de iogurte grego em vez de azeite extra virgem e suco de limão. Valores nutricionais (por porção):

Calorias: 400 kcal

Carboidratos: 10 g

Proteína: 30g

Gordura: 25g

ESPAGUETE DE ABÓBORA COM CREME DE COGUMELOS

Tempo de preparo: 20 minutos

Tempo de cozimento: 30 minutos

Doses para 2 pessoas:

Ingredientes:

200g de abóbora

200 g de cogumelos champignon

1 cebola branca

1 dente de alho

200 ml de creme fresco

50g de parmesão ralado

Azeite virgem extra

Sal e pimenta a gosto

Preparação:

Corte a abóbora em espaguete com uma ferramenta especial ou uma faca afiada. Limpe os cogumelos champignon e corte-os em rodelas. Numa frigideira, aqueça um fio de azeite virgem extra e frite a cebola picada e o alho picado durante 1 minuto. Adicione os cogumelos e cozinhe por 10 minutos. Adicione o creme de leite fresco e cozinhe por mais 5 minutos. Sal e pimenta. Cozinhe o espaguete em água fervente com sal por 5 minutos. Escorra a abóbora e tempere com o creme de cogumelos e o parmesão ralado. Dicas: Se preferir, você pode usar cogumelos porcini em vez de cogumelos champignon. Valores nutricionais (por porção):

Calorias: 450 kcal

Carboidratos: 40 g

Proteína: 20g

Gordura: 25g

MASSA DE GRÃO DE BICO COM BRÓCOLI E ANCHOVAS

Tempo de preparo: 15 minutos

Tempo de cozimento: 20 minutos

Doses para 2 pessoas:

Ingredientes:

200 g de macarrão de grão de bico

200 g de brócolis

50 g de anchovas em óleo

1 cebola branca

1 dente de alho

Azeite virgem extra

Pimenta fresca a gosto

Sal e pimenta a gosto

Preparação:

Limpe os brócolis e corte-os em floretes. Numa frigideira, aqueça um fio de azeite virgem extra e frite a cebola picada e o alho picado durante 1 minuto. Adicione as anchovas e cozinhe por 1 minuto. Adicione o brócolis e cozinhe por 10 minutos. Cozinhe o macarrão de grão de bico em água fervente com sal por 10 minutos. Escorra o macarrão de grão de bico e tempere com brócolis e anchovas. Adicione pimenta fresca picada, sal e pimenta. Dicas: Se preferir, você pode usar brócolis congelado em vez de brócolis fresco. Valores nutricionais (por porção):

Calorias: 400kcal

Carboidratos: 50 g

Proteína: 20g

Gordura: 15g

SOPA DE COUVE-FLOR E CURRY

Tempo de preparo: 15 minutos

Tempo de cozimento: 30 minutos

Doses para 2 pessoas:

Ingredientes:

1 couve-flor

1 cebola branca

1 dente de alho

1 colher de sopa de curry em pó

1 litro de caldo de legumes

200ml de leite de coco

Azeite virgem extra

Sal e pimenta a gosto

Preparação:

Divida a couve-flor em florzinhas. Numa frigideira, aqueça um fio de azeite virgem extra e frite a cebola picada e o alho picado durante 1 minuto. Adicione o curry em pó e cozinhe por 1 minuto. Adicione a couve-flor e cozinhe por 5 minutos. Adicione o caldo de legumes e cozinhe por 20 minutos. Bata a sopa no liquidificador. Adicione o leite de coco, sal e pimenta. Cozinhe por mais 5 minutos. Dicas: Você pode adicionar outros ingredientes a seu gosto, como croutons ou arroz basmati. Se preferir, você pode usar curry em pó fresco em vez de curry em pó. Valores nutricionais (por porção):

Calorias: 300kcal

Carboidratos: 30 g

Proteína: 15g

Gordura: 15g

TAGLIATELLE INTEGRAL COM MOLHO DE ABACATE E TOMATES

Tempo de preparo: 15 minutos

Tempo de cozimento: 10 minutos

Doses para 2 pessoas:

Ingredientes:

160 g de tagliatelle integral

1 abacate

100 g de tomate cereja

1/2 cebola roxa

2 colheres de sopa de azeite extra virgem

1 colher de sopa de suco de limão

Sal e pimenta a gosto

Preparação:

Cozinhe o tagliatelle integral em água fervente com sal por 8 minutos. Entretanto prepare o molho: misture o abacate, o tomate cereja, a cebola roxa, o azeite virgem extra, o sumo de limão, o sal e a pimenta. Escorra o tagliatelle e tempere com o molho de abacate. Dicas: Você pode adicionar outros ingredientes a seu gosto, como azeitonas pretas ou manjericão fresco. Se preferir, você pode usar tomate pelado em vez de tomate cereja. Valores nutricionais (por porção):

Calorias: 400 kcal

Carboidratos: 50 g

Proteína: 15g

Gordura: 20g

SALADA DE FEIJÃO VERDE COM ATUM E OVOS COZIDOS

Tempo de preparo: 15 minutos

Tempo de cozimento: 10 minutos

Doses para 2 pessoas:

Ingredientes:

200 g de feijão verde

1 lata de atum 100g.

2 ovos cozidos

1 cebola roxa

1 colher de sopa de azeite extra virgem

1 colher de sopa de suco de limão

Sal e pimenta a gosto

Preparação:

Cozinhe o feijão verde em água fervente com sal por 5 minutos. Corte os ovos cozidos em pedaços pequenos. Corte a cebola roxa em rodelas finas. Numa tigela, misture o feijão verde, o atum, os ovos cozidos, a cebola roxa, o azeite virgem extra, o sumo de limão, o sal e a pimenta. Dicas: Você pode adicionar outros ingredientes a seu gosto, azeitonas verdes. Se preferir, você pode usar feijão verde congelado em vez de feijão verde fresco. Valores nutricionais (por porção):

Calorias: 300kcal

Carboidratos: 20 g

Proteína: 30g

Gordura: 15g

CAMARÕES EM PANELA
COM LEGUMES SALTEADOS

Tempo de preparo: 15 minutos

Tempo de cozimento: 15 minutos

Doses para 2 pessoas:

Ingredientes:

200g de camarão

1 abobrinha

1 pimenta vermelha

1 cebola branca

1 dente de alho

Azeite virgem extra

Sal e pimenta a gosto

Preparação:

Limpe os camarões e descasque-os. Corte a curgete e a pimenta em pedaços pequenos. Pique a cebola e o alho. Numa frigideira, aqueça um fio de azeite virgem extra e frite a cebola picada e o alho picado durante 1 minuto. Adicione os legumes e cozinhe por 5 minutos. Adicione os camarões e cozinhe por 5 minutos. Sal e pimenta. Dicas: Você pode adicionar outros ingredientes a seu gosto, como tomate cereja ou azeitona preta. Se preferir, você pode usar vegetais congelados em vez de vegetais frescos. Valores nutricionais (por porção):

Calorias: 350 kcal

Carboidratos: 15 g

Proteína: 30g

Gordura: 15g

SOPA DE ABÓBORA

COM BACON CRISPY

Tempo de preparo: 20 minutos

Tempo de cozimento: 30 minutos

Doses para 2 pessoas:

Ingredientes:

500g de abóbora

100g de bacon

1 cebola branca

1 dente de alho

1 litro de caldo de legumes

200 ml de creme fresco

Azeite virgem extra

Sal e pimenta a gosto

Preparação:

Corte a abóbora em cubos. Pique a cebola e o alho. Numa frigideira, aqueça um fio de azeite virgem extra e frite a cebola picada e o alho picado durante 1 minuto. Adicione a abóbora e cozinhe por 5 minutos. Adicione o caldo de legumes e cozinhe por 20 minutos. Bata a sopa no liquidificador. Adicione o creme de leite fresco, sal e pimenta. Cozinhe por mais 5 minutos. Corte o bacon em cubos e cozinhe em uma panela até ficar crocante. Sirva a sopa com bacon crocante. Dicas: Você pode adicionar outros ingredientes a seu gosto, como croutons ou sementes de abóbora. Se preferir, pode usar bacon defumado. Valores nutricionais (por porção):

Calorias: 400 kcal, Carboidratos: 30 g

Proteína: 20 g, Gordura: 25 g

MASSA DE LENTILHA COM SALSA E PESTO DE NOZES

Tempo de preparo: 20 minutos

Tempo de cozimento: 20 minutos

Doses para 2 pessoas:

Ingredientes:

160 g de macarrão de lentilha

50g de salsa

30g de nozes

2 colheres de sopa de

parmesão ralado

1 dente de alho

Azeite virgem extra

Sal e pimenta a gosto

Preparação:

Cozinhe o macarrão de lentilha em água fervente com sal por 15 minutos. Entretanto prepare o pesto: misture a salsa, as nozes, o Parmigiano Reggiano ralado, o alho, o azeite virgem extra, o sal e a pimenta. Escorra a massa de lentilha e tempere com o pesto. Dicas: Você pode adicionar outros ingredientes a seu gosto, como tomate cereja ou azeitona preta. Se preferir, você pode usar pesto de manjericão em vez de pesto de salsa. Valores nutricionais (por porção):

Calorias: 400kcal

Carboidratos: 50 g

Proteína: 20g

Gordura: 15g

ZOODLES COM MOLHO DE TOMATE E BERINGELAS GRELHADAS

Tempo de preparo: 20 minutos

Tempo de cozimento: 20 minutos

Doses para 2 pessoas:

Ingredientes:

2 abobrinhas

200 g de tomate pelado

1 berinjela

1 cebola branca

1 dente de alho

Azeite virgem extra

Sal e pimenta a gosto

Preparação:

Corte as abobrinhas em zoodles com uma ferramenta especial ou uma faca afiada. Corte a berinjela em rodelas.

Grelhe as beringelas num prato antiaderente durante 10 minutos. Numa frigideira, aqueça um fio de azeite virgem extra e frite a cebola picada e o alho picado durante 1 minuto. Adicione os tomates pelados e cozinhe por 10 minutos. Sal e pimenta. Cozinhe os zoodles em água fervente com sal por 2 minutos. Escorra os zoodles e tempere com o molho de tomate e as beringelas grelhadas. Dicas: Você pode adicionar outros ingredientes a seu gosto, como manjericão fresco ou ricota salgada. Se preferir, você pode usar tomate cereja fresco em vez de tomate pelado.

Valores nutricionais (por porção):

Calorias: 350 kcal

Carboidratos: 40 g

Proteína: 15g

Gordura: 10g

RECEITAS

SEGUNDO PRATOS

FRANGO GRELHADO
COM MISTA DE LEGUMES

Tempo de preparo: 20 minutos

Tempo de cozimento: 20 minutos

Doses para 2 pessoas

Ingredientes:

2 peitos de frango

1 abobrinha

1 pimenta vermelha

1 berinjela

1 cebola roxa

2 colheres de sopa de óleo

azeite extra virgem

Sal e pimenta a gosto

Preparação:

Corte o frango em fatias com cerca de 2 cm de espessura. Lave os legumes e corte-os em rodelas. Em uma tigela, misture o azeite extra virgem com sal e pimenta. Marinar o frango e os legumes na tigela por 15 minutos. Aqueça uma grelha em fogo médio-alto. Cozinhe o frango e os legumes por cerca de 20 minutos, virando-os na metade do cozimento. Sirva o frango com os legumes grelhados. Valores nutricionais (por porção):

Calorias: 350

Gordura: 15g

Proteína: 40g

Carboidratos: 10 g

SALMÃO ASSADO COM ASPARGOS

Tempo de preparo: 15 minutos

Tempo de cozimento: 20 minutos

Doses para 2 pessoas

Ingredientes:

2 filés de salmão

100 g de aspargos

1 colher de sopa de óleo

azeite extra virgem

Sal e pimenta a gosto

1 limão

Preparação:

Pré-aqueça o forno a 180°C. Lave os aspargos e corte a parte dura. Disponha os filés de salmão em uma assadeira. Tempere o salmão com azeite extra virgem, sal e pimenta. Disponha os aspargos em volta do salmão. Asse no forno por 20 minutos. Sirva o salmão com os espargos e regue com o sumo de um limão.

Valores nutricionais (por porção):

Calorias: 400

Gordura: 20g

Proteína: 45g

Carboidratos: 5 g

BIFE DE CARNE COM MOLHO DE PIMENTA VERDE

Tempo de preparo: 30 minutos

Tempo de cozimento: 20 minutos

Doses para 2 pessoas

Ingredientes:

2 bifes de carne de 200g cada

2 colheres de sopa de

pimenta verde em conserva

1/2 copo de creme fresco

1 colher de sopa de conhaque

1 colher de sopa de manteiga

Sal e pimenta a gosto

Preparação:

Lave os bifes e seque-os com papel de cozinha. Esmague os grãos de pimenta verde com um pilão. Em uma frigideira antiaderente, derreta a manteiga em fogo médio-alto. Cozinhe os bifes por 4-5 minutos de cada lado ou até o ponto desejado. Retire os bifes da frigideira e mantenha-os aquecidos. Na mesma panela, adicione o pimentão verde e o conhaque. Cozinhe por 1 minuto, mexendo com uma colher de pau. Adicione o creme de leite fresco e cozinhe por mais 5 minutos ou até o molho engrossar. Sal e pimenta a gosto. Sirva os bifes com o molho de pimenta verde. Valores nutricionais (por porção):

Calorias: 500

Gordura: 30g

Proteína: 40g

Carboidratos: 5 g

FILÉ DE PEIXE COM LIMÃO E SALSA

Tempo de preparo: 15 minutos

Tempo de cozimento: 15 minutos

Doses para 2 pessoas

Ingredientes:

2 filés de peixe branco

(bacalhau, truta, dourada, etc.)

1 limão

1 colher de sopa de salsa picada

1 colher de sopa de óleo

azeite extra virgem

Sal e pimenta a gosto

Preparação:

Pré-aqueça o forno a 180°C. Lave o limão e corte-o em rodelas finas. Lave os filés de peixe e seque-os com papel de cozinha. Disponha os filés de peixe em uma assadeira. Tempere o peixe com azeite virgem extra, sal e pimenta. Distribua as rodelas de limão e a salsa picada sobre os filés de peixe. Asse no forno por 15 minutos. Sirva o peixe com o molho de limão e salsa.

Valores nutricionais (por porção):

Calorias: 250

Gordura: 10g

Proteína: 35g

Carboidratos: 5 g

ALMÔNGUELAS DE PERU COM MOLHO DE TOMATE

Tempo de preparo: 30 minutos

Tempo de cozimento: 30 minutos

Doses para 2 pessoas

Ingredientes:

250 g de peru picado

1 ovo

50g de parmesão ralado

50 g de pão ralado

1 cebola branca

1 cenoura

1 talo de aipo

200 g de tomate pelado

1 colher de sopa de azeite extra virgem

Sal e pimenta a gosto

Preparação:

Em uma tigela grande, misture o peru moído com o ovo, o parmesão ralado, o pão ralado, o sal e a pimenta. Pique finamente a cebola, a cenoura e o aipo. Numa frigideira antiaderente, aqueça o azeite virgem extra e frite os legumes picados durante 5 minutos. Adicione os tomates pelados e cozinhe por 15 minutos, mexendo de vez em quando. Sal e pimenta a gosto. Forme almôndegas com a mistura de peru moído. Adicione as almôndegas ao molho de tomate e cozinhe por mais 15 minutos. Sirva as almôndegas com o molho de tomate. Valores nutricionais (por porção):

Calorias: 400

Gordura: 20g

Proteína: 30g

Carboidratos: 20 g

PEITO DE FRANGO RECHEADO COM QUEIJO E ESPINAFRE

Tempo de preparo: 20 minutos

Tempo de cozimento: 30 minutos

Doses para 2 pessoas

Ingredientes:

2 peitos de frango

100g de espinafre

50g de ricota

50g de parmesão ralado

1 cebola branca

1 dente de alho

1 colher de sopa de óleo

azeite extra virgem

Sal e pimenta a gosto

Preparação:

Abra os peitos de frango como um livro e bata-os com um martelo de carne. Numa frigideira antiaderente, aqueça o azeite virgem extra e frite a cebola picada e o alho picado durante 5 minutos. Adicione o espinafre e cozinhe por 5 minutos, mexendo ocasionalmente. Sal e pimenta a gosto. Em uma tigela, misture a ricota, o parmesão ralado e o espinafre salteado. Recheie os peitos de frango com a mistura de ricota e espinafre. Feche os peitos de frango com palitos. Disponha os peitos de frango recheados em uma assadeira. Asse em forno pré-aquecido a 180°C por 30 minutos. Sirva os peitos de frango recheados quentes. Valores nutricionais (por porção):

Calorias: 450, Gordura: 25 g

Proteína: 40g

Carboidratos: 10 g

ESPETADOS DE CAMARÃO E LEGUMES GRELHADOS

Tempo de preparo: 20 minutos

Tempo de cozimento: 15 minutos

Doses para 2 pessoas

Ingredientes:

12 camarões

1 abobrinha

1 pimenta vermelha

1 cebola roxa

2 colheres de sopa de óleo

azeite extra virgem

Sal e pimenta a gosto

Preparação:

Limpe os camarões e descasque-os, deixando o rabo intacto. Lave os legumes e corte-os em cubos de cerca de 2 cm. Em uma tigela, misture o azeite extra virgem com sal e pimenta. Marinar o camarão e os legumes na tigela por 15 minutos. Passe os camarões e os legumes nos espetos, alternando-os. Cozinhe os espetos em uma grelha quente por 5 minutos de cada lado ou até que os camarões estejam totalmente cozidos. Sirva os espetos quentes. Valores nutricionais (por porção):

Calorias: 300

Gordura: 15g

Proteína: 30g

Carboidratos: 10 g

PERNAS DE FRANGO COM CURRY COM IOGURTE GREGO

Tempo de preparo: 20 minutos

Tempo de cozimento: 30 minutos

Doses para 2 pessoas

Ingredientes:

2 coxas de frango

1 colher de sopa de curry em pó

1 cebola branca

1 dente de alho

200 g de iogurte grego

1 colher de sopa de óleo

azeite extra virgem

Sal e pimenta a gosto

Preparação:

Em uma tigela, misture o curry em pó com sal e pimenta. Esfregue a mistura de curry nas coxas do frango. Numa frigideira antiaderente, aqueça o azeite virgem extra e frite a cebola picada e o alho picado durante 5 minutos. Adicione as coxas de frango e cozinhe por 10 minutos de cada lado. Adicione o iogurte grego e cozinhe por mais 10 minutos, mexendo de vez em quando. Sirva as coxas de frango com o molho de curry. Valores nutricionais (por porção):

Calorias: 400

Gordura: 20g

Proteína: 40g

Carboidratos: 10 g

ROLOS DE VITELA COM PRESUNTO E QUEIJO

Tempo de preparo: 20 minutos

Tempo de cozimento: 20 minutos

Doses para 2 pessoas

Ingredientes:

4 fatias de vitela

4 fatias de presunto cozido

4 fatias de queijo

(provolone, fontina, edamer)

25g de manteiga

1/2 copo de vinho branco

1 raminho de sálvia

Sal e pimenta a gosto

Preparação:

Bata as fatias de vitela com um martelo de carne para que fiquem mais finas. Disponha uma fatia de presunto cozido, uma fatia de queijo e uma folha de sálvia sobre cada fatia de vitela. Enrole as rodelas de vitela e prenda-as com um palito. Em uma frigideira antiaderente, derreta a manteiga em fogo médio-alto. Cozinhe os rolinhos de vitela por 5 minutos de cada lado ou até dourar. Adicione o vinho branco e cozinhe por mais 10 minutos ou até o vinho evaporar. Sal e pimenta a gosto. Sirva os rolinhos de vitela quentes. Valores nutricionais (por porção):

Calorias: 450

Gordura: 25g

Proteína: 40g

Carboidratos: 5 g

ROBALO EM PAPEL COM

AZEITONAS E TOMATE

Tempo de preparo: 20 minutos

Tempo de cozimento: 20 minutos

Doses para 2 pessoas

Ingredientes:

2 filés de robalo

100 g de tomate cereja

50g de azeitonas pretas

1 raminho de tomilho

1 colher de sopa de óleo

azeite extra virgem

Sal e pimenta a gosto

Preparação:

Pré-aqueça o forno a 180°C. Lave os tomates cereja e corte-os ao meio. Lave as azeitonas e descaroce-as. Disponha os filés de robalo em uma folha de papel manteiga. Distribua os tomates cereja, as azeitonas e o tomilho sobre os filés de robalo. Tempere com azeite extra virgem, sal e pimenta. Feche a embalagem e feche bem. Asse no forno por 20 minutos. Sirva o robalo quente em papel alumínio.

Valores nutricionais (por porção):

Calorias: 350

Gordura: 15g

Proteína: 35g

Carboidratos: 10 g

COSTELAS DE PORCO COM MOLHO DE COGUMELOS

Tempo de preparo: 30 minutos

Tempo de cozimento: 45 minutos

Doses para 2 pessoas

Ingredientes:

2 costeletas de porco

150 g de cogumelos champignon

1 cebola branca

1 dente de alho

1/2 copo de vinho branco

1 colher de sopa de pasta de tomate

1 colher de sopa de salsa picada

50g de manteiga

Azeite virgem extra

Sal e pimenta a gosto

Preparação:

Numa frigideira antiaderente, aqueça um fio de azeite virgem extra e doure as costeletas de porco durante 5 minutos de cada lado. Refogue a cebola picada e o alho picado em outra panela com manteiga em fogo médio. Adicione os cogumelos champignon fatiados e cozinhe por 10 minutos. Adicione o vinho branco e cozinhe por mais 5 minutos. Adicione o extrato de tomate e a salsinha picada, misture bem e cozinhe por mais 5 minutos. Sal e pimenta a gosto. Adicione as costeletas de porco ao molho de cogumelos e cozinhe por mais 20 minutos em fogo baixo. Sirva as costeletas de porco com o molho de cogumelos. Valores nutricionais (por porção):

Calorias: 500

Gordura: 30g

Proteína: 40g

Carboidratos: 10 g

FATIA DE ATUM GRELHADO

COM MOLHO DE ABACATE

Tempo de preparo: 20 minutos

Tempo de cozimento: 15 minutos

Doses para 2 pessoas

Ingredientes:

2 bifes de atum de 150 g cada

1 abacate

1 limão

1/2 cebola roxa

1 pimenta jalapeño

1 colher de sopa de coentro picado

Azeite virgem extra

Sal e pimenta a gosto

Preparação:

Pré-aqueça a grelha em fogo médio-alto. Tempere os bifes de atum com azeite virgem extra, sal e pimenta. Cozinhe os bifes de atum na grelha por 5 minutos de cada lado ou até o ponto desejado. Numa tigela, amasse o abacate com um garfo. Adicione o suco de limão, a cebola roxa picada, a pimenta jalapeño picada e o coentro picado. Misture bem e tempere com sal e pimenta. Sirva o bife de atum com o molho de abacate.

Valores nutricionais (por porção):

Calorias: 400

Gordura: 30g

Proteína: 40g

Carboidratos: 5 g

COSTELAS DE CORDEIRO GRELHADA COM ERVAS AROMATICAS

Tempo de preparo: 30 minutos

Tempo de cozimento: 15 minutos

Doses para 2 pessoas

Ingredientes:

8 costeletas de cordeiro

2 raminhos de alecrim

1 raminho de tomilho

1 folha de louro

1 dente de alho

2 colheres de sopa de óleo

azeite extra virgem

Sal e pimenta a gosto

Preparação:

Numa tigela, misture o azeite virgem extra com o alecrim picado, o tomilho picado, o louro e os alhos picados. Sal e pimenta a gosto. Marinar as costeletas de cordeiro na mistura de óleo e ervas aromáticas por pelo menos 30 minutos. Pré-aqueça a grelha em fogo médio-alto. Cozinhe as costeletas de cordeiro na grelha por 5 minutos de cada lado ou até o ponto desejado. Sirva as costeletas de cordeiro quentes.

Valores nutricionais (por porção):

Calorias: 400

Gordura: 25g

Proteína: 30g

Carboidratos: 0g

FRANGO COM LIMÃO COM ALHO E ALECRIM

Tempo de preparo: 20 minutos

Tempo de cozimento: 45 minutos

Doses para 2 pessoas

Ingredientes:

4 coxas de frango

1 limão

2 dentes de alho

1 raminho de alecrim

1 colher de sopa de óleo

azeite extra virgem

Sal e pimenta a gosto

Preparação:

Pré-aqueça o forno a 180°C. Numa tigela, misture o azeite virgem extra com o sumo de limão, os alhos picados e o alecrim picado. Sal e pimenta a gosto. Coloque as coxas de frango em uma assadeira. Despeje a mistura de óleo e limão sobre as coxas do frango. Asse por 45 minutos ou até que o frango esteja totalmente cozido. Sirva o frango ao limão com alho quente e alecrim.

Valores nutricionais (por porção):

Calorias: 350

Gordura: 20g

Proteína: 30g

Carboidratos: 5 g

SALMÃO COM CROSTA DE AMÊNDOA

Tempo de preparo: 20 minutos

Tempo de cozimento: 15 minutos

Doses para 2 pessoas

Ingredientes:

2 bifes de salmão (200 g cada)

50 g de amêndoas em flocos

1 clara de ovo

1 colher de sopa de óleo

azeite extra virgem

Sal e pimenta a gosto

Preparação:

Pré-aqueça o forno a 200°C Pincele os bifes de salmão com clara de ovo. Polvilhe os bifes de salmão com as amêndoas lascadas, pressionando levemente para que grudem. Tempere com sal e pimenta. Disponha os bifes de salmão num tabuleiro forrado com papel manteiga. Regue com um fio de azeite extra virgem. Asse por 15 minutos ou até que o salmão esteja totalmente cozido. Sirva o salmão com crosta de amêndoa quente. Valores nutricionais (por porção):

Calorias: 400

Gordura: 25g

Proteína: 30g

Carboidratos: 5 g

PEITO DE FRANGO RECHEADO COM ALCACHOFRAS

Tempo de preparo: 30 minutos

Tempo de cozimento: 40 minutos

Doses para 2 pessoas

Ingredientes:

2 peitos de frango

2 alcachofras

1 chalota

1 dente de alho

1 colher de sopa de salsa picada

50 g de pão ralado

50 g de Grana Padano ralado

2 colheres de sopa de azeite extra virgem

Sal e pimenta a gosto

Preparação:

Limpe as alcachofras e corte-as em rodelas finas. Frite a cebola picada e o alho picado numa frigideira com azeite virgem extra em fogo médio. Adicione as alcachofras e cozinhe por 10 minutos. Sal e pimenta a gosto. Corte os peitos de frango em bolsos e recheie-os com a mistura de alcachofra. Feche os bolsos com palitos. Numa tigela, misture o pão ralado com o Grana Padano ralado, a salsa picada, o sal e a pimenta. Pane os peitos de frango na mistura de farinha de rosca. Disponha os peitos de frango em uma assadeira. Regue com um fio de azeite extra virgem. Asse a 180°C por 40 minutos ou até que o frango esteja totalmente cozido. Sirva o peito de frango recheado com alcachofras quentes. Valores nutricionais (por porção): Calorias: 500. Gordura: 30 g

Proteínas: 40 g, Carboidratos: 10 g

ESPETADOS DE FRANGO COM PIMENTÕES E CEBOLAS

Tempo de preparo: 20 minutos

Tempo de cozimento: 20 minutos

Doses para 2 pessoas

Ingredientes:

200g de peito de frango

1 pimenta vermelha

1 cebola branca

1 colher de sopa de óleo

azeite extra virgem

Sal e pimenta a gosto

Preparação:

Corte o peito de frango em cubos. Corte a pimenta em cubos. Corte a cebola em rodelas. Em uma tigela, misture o frango, o pimentão, a cebola, o azeite virgem extra, o sal e a pimenta. Passe os ingredientes nos espetos alternando frango, pimentão e cebola. Cozinhe os espetos na frigideira em fogo médio-alto por 10 minutos de cada lado ou até que o frango esteja completamente cozido. Sirva espetos de frango com pimenta e cebola.

Valores nutricionais (por porção):

Calorias: 350

Gordura: 20g

Proteína: 30g

Carboidratos: 5 g

FRANGO ASSADO COM TOMATES E AZEITONAS

Tempo de preparo: 20 minutos

Tempo de cozimento: 40 minutos

Doses para 2 pessoas

Ingredientes:

2 coxas de frango

200 g de tomate cereja

100g de azeitonas pretas

1 raminho de alecrim

1 colher de sopa de óleo

azeite extra virgem

Sal e pimenta a gosto

Preparação:

Pré-aqueça o forno a 180°C. Coloque as coxas de frango em uma assadeira. Adicione os tomates cereja cortados ao meio, as azeitonas pretas e o alecrim. Tempere com azeite extra virgem, sal e pimenta. Asse por 40 minutos ou até que o frango esteja totalmente cozido. Sirva o frango assado com tomate cereja quente e azeitonas. Valores nutricionais (por porção):

Calorias: 400

Gordura: 25g

Proteína: 30g

Carboidratos: 10 g

BIFE DE PORCO GRELHADO COM MOLHO DE BARBECUE

Tempo de preparo: 30 minutos

Tempo de cozimento: 20 minutos

Doses para 2 pessoas

Ingredientes:

2 bifes de porco (200 g cada)

100 g de molho barbecue

1 colher de sopa de óleo

azeite extra virgem

Sal e pimenta a gosto

Preparação:

Pré-aqueça a grelha em fogo médio-alto.
Pincele os bifes de porco com azeite virgem
extra. Sal e pimenta a gosto. Cozinhe os bifes
na grelha por 5 minutos de cada lado ou até
o ponto desejado. Pincele os bifes com molho
barbecue durante os últimos 2 minutos de
cozimento. Sirva os bifes de porco grelhados
com molho barbecue quente. Valores
nutricionais (por porção):

Calorias: 450

Gordura: 30g

Proteína: 35g

Carboidratos: 5 g

BACALHAU ASSADO COM AZEITONAS E TOMATES

Tempo de preparo: 20 minutos

Tempo de cozimento: 20 minutos

Doses para 2 pessoas

Ingredientes:

2 filés de bacalhau (200 g cada)

100 g de tomate cereja

50g de azeitonas pretas

1 raminho de alecrim

1 colher de sopa de óleo

azeite extra virgem

Sal e pimenta a gosto

Preparação:

Pré-aqueça o forno a 180°C. Disponha os filés de bacalhau num tabuleiro para ir ao forno. Adicione os tomates cereja cortados ao meio, as azeitonas pretas e o alecrim. Tempere com azeite extra virgem, sal e pimenta. Asse por 20 minutos ou até que o bacalhau esteja totalmente cozido. Sirva o bacalhau assado com azeitonas e tomate cereja quente. Se preferir também pode cozinhar o bacalhau no forno com as batatas. Neste caso, coloque na frigideira as batatas aos cubos juntamente com o bacalhau e cozinhe durante cerca de 30 minutos.
Valores nutricionais (por porção):

Calorias: 350

Gordura: 20g

Proteína: 30g

Carboidratos: 10 g

CARNE FATIADA COM MOLHO DE ALCACHOFRA

Tempo de preparo: 30 minutos

Tempo de cozimento: 20 minutos

Doses para 2 pessoas

Ingredientes:

400 g de carne bovina cortada

2 alcachofras

1 chalota

1 dente de alho

100 ml de creme fresco

50 g de Grana Padano ralado

1 colher de sopa de salsa picada

2 colheres de sopa de azeite extra virgem

Sal e pimenta a gosto

Preparação:

Limpe as alcachofras e corte-as em rodelas finas. Frite a cebola picada e o alho picado numa frigideira com azeite virgem extra em fogo médio. Adicione as alcachofras e cozinhe por 10 minutos. Sal e pimenta a gosto. Adicione o creme de leite fresco e cozinhe por mais 5 minutos. Bata a mistura no liquidificador até obter um molho homogêneo. Aqueça uma frigideira em fogo médio-alto. Cozinhe a carne fatiada na frigideira por 2 minutos de cada lado ou até o ponto desejado. Sal e pimenta a gosto. Sirva a carne fatiada com o molho de alcachofra e o Grana Padano ralado. Valores nutricionais (por porção): Calorias: 500

Gordura: 30g

Proteína: 40g

Carboidratos: 5 g

PEIXE-ESPADA GRELHADO COM MOLHO DE PIMENTÃO

Tempo de preparo: 20 minutos

Tempo de cozimento: 15 minutos

Doses para 2 pessoas

Ingredientes:

2 bifes de espadarte (200 g cada)

1 pimenta malagueta fresca

1 tomate

1 colher de sopa de óleo

azeite extra virgem

Sal e pimenta a gosto

Preparação:

Limpe a pimenta malagueta e retire as sementes. Corte a pimenta e o tomate em pedaços pequenos. Bata no liquidificador a pimenta malagueta, o tomate, o azeite virgem extra, o sal e a pimenta até obter um molho homogêneo. Pré-aqueça a grelha em fogo médio-alto. Cozinhe o peixe-espada na grelha por 5 minutos de cada lado ou até ficar cozido. Sal e pimenta a gosto. Sirva o espadarte grelhado com o molho de pimenta. Valores nutricionais (por porção):

Calorias: 300

Gordura: 15g

Proteína: 30g

Carboidratos: 5 g

COSTELAS DE PORCO ASSADA COM MOSTARDA E MEL

Tempo de preparo: 30 minutos

Tempo de cozimento: 45 minutos

Doses para 2 pessoas

Ingredientes:

4 costeletas de porco

2 colheres de sopa de mostarda Dijon

1 colher de sopa de mel

1 colher de sopa de azeite extra virgem

1/2 cebola branca

1 dente de alho

1 raminho de alecrim

1 raminho de tomilho

Sal e pimenta a gosto

Preparação:

Pré-aqueça o forno a 180°C. Numa tigela, misture a mostarda, o mel, o azeite virgem extra, a cebola picadinha, os alhos picados, o alecrim picado, o tomilho picado, o sal e a pimenta. Pincele as costeletas de porco com a mistura de mel e mostarda. Coloque as costeletas de porco em uma assadeira. Asse por 45 minutos ou até que as costelas estejam cozidas. Sirva as costeletas de porco assadas com mostarda quente e mel. Valores nutricionais (por porção):

Calorias: 450

Gordura: 30g

Proteína: 35g

Carboidratos: 10 g

TIRAS DE CARNE FRITA COM LEGUMES ASIÁTICOS

Tempo de preparo: 20 minutos

Tempo de cozimento: 15 minutos

Doses para 2 pessoas

Ingredientes:

200 g de tiras de carne

100g de vegetais asiáticos mistos

(cenoura, abobrinha, pimentão, feijão verde)

1 colher de sopa de molho de soja

1 colher de sopa de azeite extra virgem

1 dente de alho

1/2 pimenta malagueta fresca

Sal e pimenta a gosto

Preparação:

Corte a malagueta em pedaços pequenos (retirando as sementes se preferir um sabor menos picante). Aqueça o azeite virgem extra em uma frigideira em fogo médio-alto. Refogue o alho picado e a pimenta malagueta por 1 minuto. Adicione as tiras de carne e cozinhe por 5 minutos, mexendo sempre. Adicione os vegetais asiáticos e cozinhe por mais 5 minutos. Adicione o molho de soja, sal e pimenta. Cozinhe por mais 2 minutos, mexendo sempre. Sirva as tiras de carne salteadas com legumes asiáticos quentes. Valores nutricionais (por porção):

Calorias: 350

Gordura: 20g

Proteína: 30g

Carboidratos: 15 g

SALMÃO EM PAPEL COM ALCACHOFRAS E CÍTRINOS

Tempo de preparo: 20 minutos

Tempo de cozimento: 20 minutos

Doses para 2 pessoas

Ingredientes:

2 bifes de salmão (200 g cada)

2 alcachofras

1 limão

1 laranja

1 colher de sopa de óleo

azeite extra virgem

1 raminho de salsa

Sal e pimenta a gosto

Preparação:

Limpe as alcachofras e corte-as em rodelas finas. Corte o limão e a laranja em rodelas. Disponha os bifes de salmão numa folha de papel manteiga. Coloque as alcachofras e as rodelas de frutas cítricas por cima do salmão. Tempere com azeite virgem extra, salsa picada, sal e pimenta. Feche o pacote, selando bem as bordas. Asse em forno pré-aquecido a 180°C por 20 minutos. Sirva o salmão em papel alumínio com alcachofras e frutas cítricas quentes. Valores nutricionais (por porção):

Calorias: 400

Gordura: 25g

Proteína: 30g

Carboidratos: 5 g

SALMÃO MARINADO COM MOLHO DE ABACATE E LIMÃ

Tempo de preparo: 30 minutos

Tempo de cozimento: 0 minutos

Doses para 2 pessoas

Ingredientes:

2 bifes de salmão (200 g cada)

1 abacate

1 limão

1 colher de sopa de óleo

azeite extra virgem

1/2 cebola roxa

1 pimenta malagueta fresca

Sal e pimenta a gosto

Preparação:

Marinar o salmão numa mistura de sumo de limão, azeite virgem extra, sal e pimenta durante 30 minutos. Prepare o molho de guacamole: misture a polpa do abacate com o suco de limão, a cebola roxa picadinha, a pimenta malagueta picada, o sal e a pimenta. Sirva o salmão marinado com o molho de abacate e limão. Valores nutricionais (por porção):

Calorias: 500

Gordura: 35g

Proteína: 30g

Carboidratos: 10 g

FRITOS DE CAMARÃO COM IOGURTE E MOLHO E LIMÃ

Tempo de preparo: 20 minutos

Tempo de cozimento: 15 minutos

Doses para 2 pessoas

Ingredientes:

12 camarões

100g de farinha

1 ovo

100 ml de água com gás

1 limão

100 g de iogurte grego

1 colher de sopa de azeite extra virgem

Sal e pimenta a gosto

Preparação:

Limpe os camarões e descasque-os. Numa tigela, misture a farinha, o ovo, a água com gás, o suco de limão, o sal e a pimenta. Mergulhe os camarões na massa e frite-os em óleo bem quente por 2-3 minutos de cada lado ou até dourar. Prepare o molho: misture o iogurte grego com o azeite virgem extra, o suco de limão, o sal e a pimenta. Sirva os bolinhos de camarão com o iogurte e o molho de limão. Valores nutricionais (por porção):

Calorias: 400

Gordura: 25g

Proteína: 30g

Carboidratos: 15 g

FRANGO COM ALECRIM COM TOMATES E ESPINAFRE

Tempo de preparo: 20 minutos

Tempo de cozimento: 30 minutos

Doses para 2 pessoas

Ingredientes:

2 coxas de frango

200 g de tomate cereja

100g de espinafre

1 raminho de alecrim

1 colher de sopa de óleo

azeite extra virgem

Sal e pimenta a gosto

Preparação:

Pré-aqueça o forno a 180°C. Coloque as coxas de frango em uma assadeira. Adicione os tomates cereja cortados ao meio, o espinafre e o alecrim. Tempere com azeite extra virgem, sal e pimenta. Asse por 30 minutos ou até que o frango esteja totalmente cozido. Sirva o frango com alecrim com tomate cereja e espinafre quente. Valores nutricionais (por porção):

Calorias: 450

Gordura: 30g

Proteína: 35g

Carboidratos: 10 g

MORDIDAS DE PERU COM MOLHO DE MOSTARDA E MEL

Tempo de preparo: 20 minutos

Tempo de cozimento: 20 minutos

Doses para 2 pessoas

Ingredientes:

300g de peito de peru

2 colheres de sopa de mostarda Dijon

1 colher de sopa de mel

1 colher de sopa de azeite extra virgem

1/2 cebola branca

1 dente de alho

1 raminho de alecrim

Sal e pimenta a gosto

Preparação:

Corte o peito de peru em pedaços pequenos. Numa tigela, misture a mostarda, o mel, o azeite virgem extra, a cebola picadinha, os alhos picados, o alecrim picado, o sal e a pimenta. Adicione as propostas de peru à tigela e misture bem. Cozinhe os pedaços de peru em uma panela em fogo médio-alto por 10 minutos, mexendo sempre. Adicione o molho de mostarda e mel e cozinhe por mais 10 minutos ou até que os pedaços estejam totalmente cozidos. Sirva as propostas de peru com mostarda picante e molho de mel. Valores nutricionais (por porção):

Calorias: 400

Gordura: 25g

Proteína: 35g

Carboidratos: 10 g

FILÉS DE BACALHAU AO VAPOR COM MOLHO DE LIMÃO E SALSA

Tempo de preparo: 15 minutos

Tempo de cozimento: 15 minutos

Doses para 2 pessoas

Ingredientes:

2 filés de bacalhau (200 g cada)

1 limão

1 colher de sopa de salsa picada

1 colher de sopa de óleo

azeite extra virgem

Sal e pimenta a gosto

Preparação:

Cozinhe os filés de bacalhau no vapor por 15 minutos. Numa tigela, misture o suco de limão, a salsa picada, o azeite virgem extra, o sal e a pimenta. Sirva os filés de bacalhau cozidos no vapor com o molho de limão e salsa. Se preferir, pode acompanhar os filetes de bacalhau ao vapor com legumes cozidos no vapor ou uma salada.Valores nutricionais (por porção):

Calorias: 250

Gordura: 15g

Proteína: 30g

Carboidratos: 5 g

RECEITAS LATERAL

SALADA DE ESPINAFRE
COM TOMATES E FETA

Tempo de preparo: 10 minutos

Tempo de cozimento: 0 minutos

Doses para 2 pessoas

Ingredientes:

200 g de espinafre fresco

150 g de tomate cereja

100 g de queijo feta

1 cebola roxa

3 colheres de sopa de óleo

azeite extra virgem

1 colher de sopa de suco de limão

Sal e pimenta a gosto

Preparação:

Lave os espinafres e seque-os bem. Corte os tomates cereja ao meio. Esfarele o queijo feta. Fatie a cebola roxa. Numa tigela, misture os espinafres, o tomate cereja, o queijo feta, a cebola roxa, o azeite virgem extra, o sumo de limão, o sal e a pimenta. Sirva imediatamente a salada de espinafre com tomate cereja e queijo feta.

Valores nutricionais (por porção):

Calorias: 200

Gordura: 15g

Proteína: 15g

Carboidratos: 10 g

BRÓCOLI ASSADO COM PARMESÃO

Tempo de preparo: 20 minutos

Tempo de cozimento: 20 minutos

Doses para 2 pessoas

Ingredientes:

500 g de brócolis

50g de parmesão ralado

2 colheres de sopa de óleo

azeite extra virgem

Sal e pimenta a gosto

Preparação:

Pré-aqueça o forno a 200°C. Lave os brócolis e corte-os em florzinhas. Disponha os brócolis em uma assadeira. Tempere com azeite extra virgem, sal e pimenta. Polvilhe os brócolis com o parmesão ralado. Asse por 20 minutos ou até que os brócolis estejam dourados. Valores nutricionais (por porção):

Calorias: 250

Gordura: 15g

Proteína: 20g

Carboidratos: 15 g

FEIJÕES VERDES FRITADOS COM CHALOTAS

Tempo de preparo: 15 minutos

Tempo de cozimento: 15 minutos

Doses para 2 pessoas

Ingredientes:

300 g de feijão verde

1 chalota

2 colheres de sopa de óleo

azeite extra virgem

Sal e pimenta a gosto

Preparação:

Lave o feijão verde e corte-o. Cozinhe o feijão verde em água fervente com sal por 10 minutos. Retire o feijão verde e deixe esfriar em água corrente. Corte a chalota em fatias finas. Aqueça o azeite extra virgem em uma panela em fogo médio. Frite a cebola por 2 minutos. Adicione o feijão verde e cozinhe por 5 minutos, mexendo sempre. Sal e pimenta a gosto. Sirva o feijão verde frito com chalotas quentes.

Valores nutricionais (por porção):

Calorias: 150

Gordura: 10g

Proteína: 10g

Carboidratos: 10 g

ABOBRINHA GRELHADA MARINADAS

Tempo de preparo: 20 minutos

Tempo de cozimento: 15 minutos

Doses para 2 pessoas

Ingredientes:

2 abobrinhas

2 colheres de sopa de óleo

azeite extra virgem

1 colher de sopa de suco de limão

1 dente de alho

1 raminho de tomilho

Sal e pimenta a gosto

Preparação:

Lave as abobrinhas e corte-as em rodelas. Aqueça uma grelha em fogo médio-alto. Grelhe as abobrinhas por 5 minutos de cada lado ou até dourar. Numa tigela, misture o azeite virgem extra, o suco de limão, o alho picado, o tomilho picado, o sal e a pimenta. Marinar as abobrinhas grelhadas no molho durante 15 minutos. Sirva as abobrinhas grelhadas marinadas.

Valores nutricionais (por porção):

Calorias: 100

Gordura: 5g

Proteína: 5g

Carboidratos: 5 g

COUVE-FLOR ASSADA COM CURRY

Tempo de preparo: 20 minutos

Tempo de cozimento: 30 minutos

Doses para 2 pessoas

Ingredientes:

1 couve-flor

2 colheres de sopa de curry em pó

2 colheres de sopa de óleo

azeite extra virgem

Sal e pimenta a gosto

Preparação:

Pré-aqueça o forno a 200°C. Corte a couve-flor em florzinhas. Numa tigela, misture o curry, o azeite virgem extra, o sal e a pimenta. Adicione os floretes de couve-flor à tigela e misture bem. Disponha os floretes de couve-flor em uma assadeira. Asse por 30 minutos ou até que a couve-flor esteja dourada e crocante.

Valores nutricionais (por porção):

Calorias: 200

Gordura: 10g

Proteína: 10g

Carboidratos: 20 g

CENOURAS ASSADAS COM MEL E ALECRIM

Tempo de preparo: 15 minutos

Tempo de cozimento: 20 minutos

Doses para 2 pessoas

Ingredientes:

500g de cenoura

2 colheres de sopa de mel

1 raminho de alecrim

Sal e pimenta a gosto

Preparação:

Pré-aqueça o forno a 200°C. Descasque as cenouras e corte-as em rodelas. Numa tigela, misture o mel, o alecrim picado, o sal e a pimenta. Adicione as fatias de cenoura à tigela e misture bem. Disponha as rodelas de cenoura em uma assadeira. Asse por 20 minutos ou até as cenouras ficarem macias.

Valores nutricionais (por porção):

Calorias: 150

Gordura: 5g

Proteína: 5g

Carboidratos: 25 g

BETERRABA ASSADA COM MOLHO DE IOGURTE

Tempo de preparo: 20 minutos

Tempo de cozimento: 45 minutos

Doses para 2 pessoas

Ingredientes:

2 beterrabas

100 g de iogurte grego

1 colher de sopa de óleo

azeite extra virgem

1 dente de alho

1 raminho de hortelã

Sal e pimenta a gosto

Preparação:

Pré-aqueça o forno a 200°C. Lave as beterrabas e embrulhe-as individualmente em papel alumínio. Asse as beterrabas no forno por 45 minutos ou até ficarem macias. Numa tigela, misture o iogurte grego, o azeite virgem extra, o alho picado, a hortelã picada, o sal e a pimenta. Retire as beterrabas do forno e descasque-as. Corte a beterraba em rodelas e sirva com o molho de iogurte.

Valores nutricionais (por porção):

Calorias: 250

Gordura: 10g

Proteína: 15g

Carboidratos: 30 g

BATATAS DOCES ASSADAS COM PÁPRICA

Tempo de preparo: 15 minutos

Tempo de cozimento: 30 minutos

Doses para 2 pessoas

Ingredientes:

2 batatas doces

1 colher de sopa de páprica

1 colher de sopa de óleo

azeite extra virgem

Sal e pimenta a gosto

Preparação:

Pré-aqueça o forno a 200°C. Descasque as batatas-doces e corte-as em cubos. Numa tigela, misture a páprica, o azeite virgem extra, o sal e a pimenta. Adicione os cubos de batata-doce à tigela e misture bem. Disponha os cubos de batata-doce em uma assadeira. Asse por 30 minutos ou até que as batatas-doces estejam douradas e crocantes.

Valores nutricionais (por porção):

Calorias: 200

Gordura: 10g

Proteína: 5g

Carboidratos: 30 g

ABÓBORA ASSADA COM SÁLVIA E NOZES

Tempo de preparo: 20 minutos

Tempo de cozimento: 40 minutos

Doses para 4 pessoas

Ingredientes:

1 kg de abóbora

10 folhas de sálvia

50g de nozes

4 colheres de sopa de óleo

azeite extra virgem

Sal e pimenta a gosto

Preparação:

Pré-aqueça o forno a 200°C. Lave a abóbora e corte-a em rodelas com cerca de 2 cm de espessura. Disponha as fatias de abóbora em uma assadeira. Espalhe as folhas de sálvia e as nozes sobre as rodelas de abóbora. Tempere com azeite extra virgem, sal e pimenta. Asse por 40 minutos ou até a abóbora ficar macia.

Valores nutricionais (por porção):

Calorias: 250

Gordura: 15g

Proteína: 5g

Carboidratos: 30 g

SALADA DE QUINOA
COM LEGUMES E FETA

Tempo de preparo: 20 minutos

Tempo de cozimento: 20 minutos

Doses para 4 pessoas

Ingredientes:

200g de quinoa

200 g de tomate cereja

1 pepino

1 pimenta vermelha

1 cebola roxa

150g de queijo feta

4 colheres de sopa de azeite extra virgem

2 colheres de sopa de suco de limão

Sal e pimenta a gosto

Preparação:

Cozinhe a quinoa em água fervente com sal por 20 minutos. Escorra a quinoa e deixe esfriar em água corrente. Corte os tomates cereja ao meio. Corte o pepino em cubos. Corte a pimenta vermelha em cubos. Corte a cebola roxa em rodelas finas. Esfarele o queijo feta. Numa tigela, misture a quinoa, o tomate cereja, o pepino, o pimentão vermelho, a cebola roxa, o queijo feta, o azeite virgem extra, o suco de limão, o sal e a pimenta.

Valores nutricionais (por porção):

Calorias: 400

Gordura: 20g

Proteína: 20g

Carboidratos: 40 g

CONCLUSÃO

Parabéns! Você completou sua jornada através da Dieta Carb Cycling 2025. Agora você tem o conhecimento e as ferramentas necessárias para transformar seu corpo e sua saúde. Lembre-se de que a chave do sucesso é a perseverança. A dieta de ciclagem de carboidratos não é uma solução rápida, mas uma abordagem sustentável que requer comprometimento e dedicação. Continue monitorando seu progresso, experimente diferentes variações do ciclo e adapte seu plano às suas necessidades individuais. Não tenha medo de pedir ajuda a um profissional de nutrição se precisar de apoio ou aconselhamento personalizado. Com a quantidade certa de esforço e disciplina, a dieta de ciclagem de carboidratos pode ajudá-lo a atingir seus objetivos de condicionamento físico e a ter uma vida mais saudável e feliz."

Caros leitores, tem sido uma jornada emocionante pelas páginas de ' Dieta Carb Cycling 2025'.

Espero sinceramente que você tenha achado as informações, receitas e estratégias de treinamento úteis e inspiradoras em sua jornada de saúde e bem-estar. Sua satisfação é minha principal prioridade e, portanto, peço a gentileza de compartilhar suas opiniões e críticas sobre o livro. Se ' Dieta Carb Cycling 2025' superou suas expectativas e contribuiu positivamente para sua vida, ficaria extremamente grato por uma avaliação. Muito obrigado por escolher ' Dieta Carb Cycling 2025'. Que sua jornada rumo à saúde e ao bem-estar seja repleta de sucesso e satisfação. Com gratidão,

[KLARLOCK]